# ANAESTHESIOLOGY AND RESUSCITATION
# ANAESTHESIOLOGIE UND WIEDERBELEBUNG
# ANESTHÉSIOLOGIE ET RÉANIMATION

5

Editores

Prof. Dr. R. Frey, Mainz · Dr. F. Kern, St. Gallen
Prof. Dr. O. Mayrhofer, Wien

# Infusionsprobleme in der Chirurgie

Kolloquium vom 11. Juni 1964
im Kongreßhaus Zürich

Unter dem Vorsitz von
M. ALLGÖWER

Leiter und Herausgeber:
U. F. GRUBER

Mit 14 Abbildungen

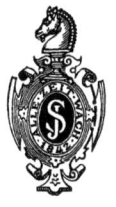

Springer-Verlag Berlin Heidelberg New York 1965

Dieses Kolloquium wurde durchgeführt mit der Unterstützung der
LABORATORIEN HAUSMANN AG, St. Gallen

ISBN-13: 978-3-540-04037-8   e-ISBN-13: 978-3-642-99930-7
DOI: 10.1007/978-3-642-99930-7

Alle Rechte, insbesondere das der Übersetzung in fremde Sprachen, vorbehalten.
Ohne ausdrückliche Genehmigung des Verlages ist es auch nicht gestattet, dieses Buch oder
Teile daraus auf photomechanischem Wege (Photokopie, Mikrokopie) zu vervielfältigen.
© by Springer-Verlag Berlin · Heidelberg 1965
Library of Congress Catalog Card Number 65-17676.

Die Wiedergabe von Gebrauchsnamen, Handelsnamen, Warenbezeichnungen usw. in diesem
Werk berechtigt auch ohne besondere Kennzeichnung nicht zu der Annahme, daß solche
Namen im Sinn der Warenzeichen- und Markenschutz-Gesetzgebung als frei zu betrachten
wären und daher von jedermann benutzt werden dürften.

Titel-Nr. 7440

# Inhaltsverzeichnis

Eröffnung

Erste Paneldiskussion:
Postoperativer Wasser- und Elektrolythaushalt . . . . . . . . . 3
Standardpatient kommt mit Ulcus duodeni zur Operation . . . 3
Verordnungen am Vorabend . . . . . . . . . . . . . . 4
Verordnungen bei Narkosebeginn . . . . . . . . . . . . 5
Infusionstechnik . . . . . . . . . . . . . . . . . . 5
Komplikationen der parenteralen Zufuhr . . . . . . . . . . 7
Subkutane Infusionen . . . . . . . . . . . . . . . . 8
Blutverlust und Blutersatz intra operationem . . . . . . . . 9
Erfassung des Blutverlustes . . . . . . . . . . . . . . 10
Normalbedarf an Wasser, Elektrolyten und Kalorien . . . . . 16
Normale Ausscheidungswege . . . . . . . . . . . . . 17
Begriff der Äquivalenz . . . . . . . . . . . . . . . . 17
Bezugsgrößen Körpergewicht oder Körperoberfläche? . . . . . 18
Gesamtkörperzusammensetzung . . . . . . . . . . . . 19
Stoffwechselveränderungen beim Frischoperierten . . . . . . 21
Unmittelbar postoperative Verordnungen . . . . . . . . . 24
Durst und Überwässerung . . . . . . . . . . . . . . 25
Bilanzblatt . . . . . . . . . . . . . . . . . . . . 27
Gewichtskontrolle . . . . . . . . . . . . . . . . . 28
Zusammensetzung der Körperflüssigkeiten . . . . . . . . . 31
Verordnungen für den ersten postoperativen Tag . . . . . . 33
Wasser- und Natrium-Retention . . . . . . . . . . . . 33
Spezielle Probleme des Kalium-Haushaltes . . . . . . . . . 34
Bedeutung des EKG . . . . . . . . . . . . . . . . 35
Frühzeitige Kalorienzufuhr . . . . . . . . . . . . . . 37
Beeinflussung der Stickstoffbilanz . . . . . . . . . . . . 37
Kohlenhydrate . . . . . . . . . . . . . . . . . . 38
Alkohol . . . . . . . . . . . . . . . . . . . . . 39
Fettemulsionen . . . . . . . . . . . . . . . . . . 40
Aminosäuren . . . . . . . . . . . . . . . . . . . 41
Heparin-Zusatz . . . . . . . . . . . . . . . . . . 46
Indikationen für Fett und Aminosäuren . . . . . . . . . . 47
Thrombosegefahr . . . . . . . . . . . . . . . . . 48
Maßnahmen bei Ileus . . . . . . . . . . . . . . . . 49
Berechnung und Ersatz des Plasmaverlustes . . . . . . . . 49
Antibiotika . . . . . . . . . . . . . . . . . . . . 52
Zeitpunkt der Relaparotomie . . . . . . . . . . . . . 52

Säure-Basen-Haushalt . . . . . . . . . . . . . . . . . 53
Meßmethoden für Störungen im Säure-Basen-Haushalt . . . . . 55
Korrektur von Alkalosen und Azidosen . . . . . . . . . . 56
Prioritätsliste der therapeutischen Aspekte . . . . . . . . 56

Zweite Paneldiskussion:

Schock . . . . . . . . . . . . . . . . . . . . . . . 58
Schockdiagnose . . . . . . . . . . . . . . . . . . . 58
Problematische Objektivierung . . . . . . . . . . . . 59
Diagnostische Kriterien . . . . . . . . . . . . . . . 59
Zuverlässigkeit von Blutdruck und Puls . . . . . . . . . 60
Venendruckmessung . . . . . . . . . . . . . . . . . 61
Blutvolumen . . . . . . . . . . . . . . . . . . . . 63
Intraoperativer Blutverlust . . . . . . . . . . . . . . 63
Meßmethoden . . . . . . . . . . . . . . . . . . . 64
Weitere Venendruckprobleme . . . . . . . . . . . . . 66
Bedeutung genauer Blutvolumenbestimmungen . . . . . . . 67
Blutvolumen und Nierenfunktion . . . . . . . . . . . . 68
Schockpathogenese . . . . . . . . . . . . . . . . . 72
Rolle des vegetativen Nervensystems . . . . . . . . . . 72
Stromzeitvolumen . . . . . . . . . . . . . . . . . . 74
Risikofaktoren Alter, Konstitution, vorbestehende Krankheiten . . 75
Reflexblockierung durch Pharmaka . . . . . . . . . . . 76
Intravaskuläre Gerinnung . . . . . . . . . . . . . . . 77
Kardiale Faktoren . . . . . . . . . . . . . . . . . . 78
Schocktoxine und Endotoxin . . . . . . . . . . . . . 79
Störungen im Säure-Basen-Haushalt . . . . . . . . . . 81
Sludge . . . . . . . . . . . . . . . . . . . . . . 82
Schocktherapie . . . . . . . . . . . . . . . . . . . 85
Blut- und Plasmakonserven . . . . . . . . . . . . . . 85
Erwärmung der Blutkonserven . . . . . . . . . . . . 86
Plasmaersatzstoffe . . . . . . . . . . . . . . . . . 88
Bedeutung der Vasopressoren . . . . . . . . . . . . . 90
Wirksamkeit der Steroide . . . . . . . . . . . . . . . 91
Orale Therapie . . . . . . . . . . . . . . . . . . . 94
Assistenz der Atmung . . . . . . . . . . . . . . . . 95
Respiratoren . . . . . . . . . . . . . . . . . . . . 96
Hypothermie . . . . . . . . . . . . . . . . . . . . 97
Tracheotomie . . . . . . . . . . . . . . . . . . . 97
Hyperbare Oxygenation . . . . . . . . . . . . . . . 99
Ganglienblocker . . . . . . . . . . . . . . . . . . 99
Chemotherapie . . . . . . . . . . . . . . . . . . . 100
Schmerzbekämpfung . . . . . . . . . . . . . . . . . 101
Intraarterielle Transfusion . . . . . . . . . . . . . . 102
Nierentherapie . . . . . . . . . . . . . . . . . . . 102
Mannitol . . . . . . . . . . . . . . . . . . . . . 103
Rheomacrodex . . . . . . . . . . . . . . . . . . . 106
Tris-Puffer . . . . . . . . . . . . . . . . . . . . 107

# Diskussionsteilnehmer

| | |
|---|---|
| AHNEFELD, W. F., PD. Dr. | Oberstabsarzt, Bundeswehrlazarett Koblenz (Deutschland) |
| ALLGÖWER, M., Prof. Dr. | Chefarzt der Chirurgischen Abteilung des Rätischen Kantons- und Regionalspitals, Chur |
| BEIN, H. J., Prof. Dr. | Ciba AG, Basel |
| ECKMANN, L., PD. Dr. | Chefarzt, Chirurgische Abteilung, Tiefenauspital, Bern |
| ENDERLIN, F., Dr. | Oberarzt, Chirurgische Universitätsklinik, Bürgerspital, Basel |
| GIGON, J. P., Dr. | Oberarzt, Chirurgische Universitätsklinik, Bürgerspital, Basel |
| GRUBER, U. F., Dr. | Chur und Schweiz. Forschungsinstitut, Laboratorium für experimentelle Chirurgie, Davos |
| HOSSLI, D., PD. Dr. | Anästhesieabteilung der Universitätskliniken, Kantonsspital, Zürich |
| MÜLLER, W., Dr. | Chirurgische Abteilung, Kantonsspital, Chur |
| VERAGUT, U. P., Dr. | Medizinische Universitäts-Poliklinik, Kantonsspital, Zürich |
| WOLFF, G., Dr. | Chirurgische Universitätsklinik, Bürgerspital, Basel |

# Eröffnung durch den Vorsitzenden, Prof. Allgöwer

Meine Damen und Herren,

1950 führte mich meine chirurgische Ausbildung nach den Vereinigten Staaten. Stark beeindruckte mich vor allem, wie weit dort die Erkenntnisse der Pathophysiologie in die tägliche Behandlung des chirurgischen Patienten eingedrungen waren, zu einem Zeitpunkt, wo wir uns hier in der Schweiz mit der „physiologischen" Kochsalz- und der Glukoselösung als praktisch einzigen Infusionsflüssigkeiten begnügten. Zweifellos haben wir in den seither vergangenen 14 Jahren sehr viel aufgeholt und uns an der Mehrzahl der Spitäler daran gewöhnt, verschiedenste Größen der Homöostase genau zu bestimmen. Wir wissen Bescheid über mg%/o — besser noch über Konzentrationen der Elektrolyte in mval/l. Was wir anderseits noch recht wenig tun, ist das Denken in Bilanzen, und wenn wir in dieser Richtung im heutigen Symposium einen Schritt weiterkommen, so haben wir einiges von dem erreicht, was uns vorschwebte.

Nun möchte ich aber nicht beginnen, ohne gewisse Akzente an den Anfang gesetzt zu haben, denn es wäre sicher falsch, wenn wir das Infusionsproblem als das Problem Nr. 1 der Chirurgie ansehen würden. Als erstes möchte ich deshalb betonen, daß wir uns bei solchen Diskussionen bewußt sein müssen, daß die Chirurgie vorerst einmal ein Handwerk ist, das, wenn schlecht ausgeübt, trotz bester Infusionstherapie nicht zum Erfolg führt. Weiterhin muß klar sein, daß Chirurgie und Anästhesie in einem Maße zusammengehören, das sich nicht auf Wasser- und Elektrolytprobleme beschränkt, sondern daß vor, während und nach der Operation die Ventilationsprobleme viel akuter sind als diejenigen des Salz- und Wasserhaushaltes. Drittens möchte ich sagen, daß wir, die wir hier als „schuldige" Initianten des Symposiums vor Ihnen sitzen, nicht vom hohen Roß herab zu Ihnen sprechen können oder wollen — wir selber bleiben auch nicht verschont vor schwersten Problemen, und auch wir wissen nicht immer, wo wir mit unseren Patienten stehen und was wir tun sollen im Gebiete der Infusionstherapie. Seien Sie also nicht enttäuscht, wenn Sie hier in diesem Panel auch gewisse Lücken vorfinden. Wir sind uns darüber klar, daß einige unter Ihnen sitzen, die in dieser oder jener Frage besser Bescheid wissen, und wir hoffen ja auch sehr auf einen lebhaften Austausch von Ideen mit dem Forum. Allerdings möchten wir bitten, Anregungen und Fragen schriftlich zu stellen, da wir uns sonst leicht auf irgendwelchen Irrwegen der Diskussion verlieren könnten. Wir haben mit diesem Symposium einen Versuch unternommen, der in unseren Breitengraden noch nicht sehr üblich ist: Wir wollen Ihnen nicht eine Reihe wohlpräparierter Vorträge vorsetzen, sondern mit Ihnen die Probleme des chirurgischen Alltags besprechen, und wir hoffen, auf diese Weise mehr und wertvollere Informationen für die Praxis vermitteln zu können als mit in sich abgerundeten Referaten. Wie gesagt: Haben Sie Nachsicht mit uns Panelisten; wir sind keineswegs unfehlbar, und es ist auch so, daß die „Denkmaschine" angesichts eines so großen Publikums nicht immer so reibungslos funktioniert, wie wenn man zuhause in der stillen Kammer sitzt.

Und nun darf ich Ihnen noch den Leiter der heutigen Diskussion vorstellen: Herrn Dr. GRUBER, der während langer Zeit bei einem unserer bedeutendsten Pathophysiologen des chirurgischen Lagers gearbeitet hat, bei F. D. MOORE in Boston, wo er sich intensiv mit diesen Problemen auseinandersetzte. Wir sind Herrn Dr. GRUBER in unserem eigenen Spital in Chur sehr dankbar für die vielen Anregungen, die er auf diesem Gebiet zu uns gebracht hat, und ich habe ihn deshalb gebeten, die heutige Morgen-Diskussion zu leiten. Er hat sich in den letzten Monaten wieder besonders gründlich mit der Materie befaßt, und ich glaube, daß wir alle etwas von seiner Erfahrung — sie hat sich im Laufe der Jahre durch die „schweizerischen Filter" inzwischen etwas mehr terre-à-terre gestaltet — profitieren. Ich darf Dr. GRUBER somit ohne weitere Umstände bitten, hier die Leitung zu übernehmen.

# Erste Paneldiskussion:

## Postoperativer Wasser- und Elektrolythaushalt

Diskussionsleiter: U. F. GRUBER

Diskussionsteilnehmer: M. ALLGÖWER, F. ENDERLIN, J. P. GIGON, W. MÜLLER, U. P. VERAGUT

## Einführung durch Dr. GRUBER

Ich danke Herrn Prof. ALLGÖWER für seine einleitenden Worte und möchte Ihnen, meine Damen und Herren, nun gleich die Diskussionsteilnehmer vorstellen. Herrn Prof. ALLGÖWER kennen Sie bereits; rechts neben ihm sitzt Dr. MÜLLER von der chirurgischen Abteilung des Kantonsspitals Chur und außen Dr. VERAGUT, der zur Zeit auf der kardiologischen Abteilung der medizinischen Universitäts-Poliklinik in Zürich arbeitet. Zu meiner Linken habe ich Dr. ENDERLIN, Oberarzt der chirurgischen Universitätsklinik Basel, und neben ihm Dr. GIGON, der als Internist ebenfalls in Oberarztfunktion an der chirurgischen Universitätsklinik Basel tätig ist.

Ich möchte unser Podiumsgespräch mit einem praktischen Beispiel eröffnen und hoffe, daß die Probleme und Fragen, die dabei auftauchen, Sie zur aktiven Teilnahme an unserer Diskussion anregen werden. Benützen Sie bitte die dem Programm beigefügten Karten; einige Herren der Laboratorien Hausmann A. G. werden im Saal zirkulieren und sie einsammeln; ich werde die Fragen laufend zu ordnen versuchen und zur Beantwortung an den entsprechenden „Experten" weitergeben.

### Standardpatient kommt mit Ulcus duodeni zur Operation

*Unser Beispiel:* Ein sonst gesunder, 35jähriger Vertreter mit einem Körpergewicht von 70 kg und einer Größe von 1,70 m — wir werden ihn unseren „Standardmenschen" nennen, damit wir eine Bezugsgröße haben — tritt heute morgen auf die chirurgische Abteilung eines Spitals ein und soll morgen wegen eines *Ulcus duodeni* operiert werden. Eingewiesen wird er von einem Internisten; er hat eine typische Ulcus-Anamnese, tritt abgeklärt und durchuntersucht ins Spital ein. Die Diagnose ist röntgenologisch gesichert, eine Pylorusstenose ist nicht nachzuweisen, das Thorax-Röntgenbild ist unauffällig. Normaler Urinstatus, Hb 95%, Hct 40, 6700 Leukozyten; der Patient hat in letzter Zeit weder erbrochen noch Durchfälle gehabt und auch keine Gelbsucht durchgemacht. Die Elektrolytwerte am Eintrittstag betragen: Na 141, K 4,1, Cl 101 mval/l. Die Leberfunktionsprüfungen sowie Transaminasen, Bilirubin und alkalische Phosphatase liegen im Bereich der Norm; die Blutgruppe ist bestimmt.

Ich möchte zuerst nun Herrn ENDERLIN fragen: *Was soll dieser Patient heute, also am Vorabend der Operation, noch zu essen und zu trinken bekommen, oder darf er überhaupt nichts mehr zu sich nehmen? Erhält er bereits eine Infusion?*

**Verordnungen am Vorabend**

**Enderlin:** Ein zur elektiven Magenresektion vorgesehener Patient wird bei uns am Tage vor dem Eingriff peroral ernährt; Infusionen sind in der Regel nicht nötig. Der Kranke erhält aber keine eigentlichen Mahlzeiten, sondern nur *flüssige Kost*. Eine Umfrage auf vier Abteilungen und in der Schwesternschule hat ergeben, daß über die *Form* der Nahrungszufuhr einhellige Auffassungen bestehen. Anlaß zur Diskussion gab indessen die Zusammensetzung der „flüssigen Kost". Die mehrheitlich vertretene Ansicht geht dahin, daß bis zum Nachmittag in mehrfachen Portionen Schleimsuppe mit einem Stück Butter, Zwieback, Rahm und Bouillon mit Ei offeriert wird, abends aber nur noch Tee erlaubt ist. Andere sind zurückhaltender, geben nichts, was im Magen ausflockt und erlauben während des ganzen Tages nur Tee mit Glukose ad libitum. Ich glaube nicht, daß diesen Nuancen große Bedeutung zukommt. Man erlebt immer wieder, daß Patienten, die tagsüber ihre gewohnte Diät erhalten haben, unvermutet auf das Operationsprogramm gesetzt werden — anderntags ist der Magen trotzdem leer.

Am Vorabend der Operation erhält der Kranke nur noch Tee mit Traubenzucker, dazu ein Schlafmittel per os oder als Suppositorium; ab Mitternacht ist jede perorale Zufuhr untersagt. Magenspülungen werden selten und nur auf spezielle Verordnung durchgeführt. Es soll dazu isotonische Kochsalzlösung und nicht etwa Wasser verwendet werden. Die früher beliebten Einläufe zur präoperativen Dickdarmentleerung sind schon vor Jahren aufgegeben worden. Nur bei ausgebliebener Spontandefäkation verabreichen wir ein zweckmäßiges Suppositorium oder ein Klysma.

Gruber: Wir sehen also, daß die kalorische Ernährung schon am Tag vor der Operation nicht mehr ganz vollwertig ist. Der Patient kommt bereits mit einem gewissen Kaloriendefizit zur Operation. Was erhält er als nächstes, sagen wir um 8 Uhr früh im Anästhesievorbereitungszimmer: *Was gibt man ihm zu Beginn der Narkose?* Der Anästhesist wird irgendeine Infusion wünschen, damit er intraoperativ weitere Medikamente administrieren oder transfundieren kann.

**Verordnungen bei Narkosebeginn**

Enderlin: Als Grundlösung stecken wir routinemäßig zu Beginn der Narkose *einen Liter 5%ige Glukose* ohne Zusatz von Kochsalz, Vitaminen oder Antibiotika, doch läßt man während der kaum zweistündigen Operation nur selten über 300 ml einfließen. Bei Diabetikern geben wir ebenfalls Glukose und passen den Insulinbedarf den Ergebnissen der Blutzuckerbestimmungen an. Findet der Eingriff bei großem Programm erst am frühen Nachmittag statt, so ist es zweckmäßig, einen Teil der vorgesehenen Flüssigkeit bereits am Morgen zu infundieren.

Gruber: Man sollte darauf achten, daß bei Kindern, vor allem bei kleinen Kindern, keine zu großen Flüssigkeitsmengen angeschlossen werden. Für die Operation soll eine Infusionsflasche bei Kindern niemals mehr als einen Tagesbedarf enthalten. Sie wissen, wie rasch eine solche Infusion unter Umständen plötzlich einlaufen und besonders bei Kleinkindern zu katastrophalen Folgen führen kann.
*In diesem Zusammenhang interessiert uns auch, wie Sie die Infusion stecken.* Führen Sie im Fall unseres normalen Magenpatienten eine *gewöhnliche Nadel* ein in der Überlegung, daß Sie die nächste Infusion wieder frisch stecken müssen oder verwenden Sie einen *Intracath*, einen Katheter, den man perkutan einführen kann, oder *legen Sie gar eine Vene frei?*

**Infusionstechnik**

Enderlin: Im Modellfall einer unkomplizierten Magenresektion benützen wir eine gewöhnliche Nadel in einer Handrücken- oder Vorderarmvene. Bei rechtsstehendem Operateur ist der linke, auf Schulterhöhe abduzierte und an einer seitlichen Stütze des Operationstisches fixierte Arm vorteilhafter. Bei Kranken, die während längerer Zeit Infusionen benötigen, hört man früher oder später: „Der Patient hat keine Venen mehr." Eine *richtige Taktik* bei der Auswahl der Venen, bei Infusionen wie zur Blutentnahme, ist deshalb ebenso wichtig wie eine *einwandfreie Technik* [1, 2, 3], da die intravenöse Verabreichung von Medikamenten der sicherste und schnellste Weg zum Kreislauf ist. Es ist der einzig zuverlässige Weg im Schockzustand; eine Tatsache, die erfahrungsgemäß noch nicht allgemein bekannt ist!

Eine *gewöhnliche Nadel* mit einem Infusions-Set aus Plastik zum einmaligen Gebrauch ist die Methode der Wahl für kurzfristige, intravenöse Verabreichung von Flüssigkeiten. Mit langen, geschliffenen Nadeln läuft man Gefahr, beim Anstechen der Venenhinterwand Hämatome zu produzieren. Für die maximale Einflußgeschwindigkeit entscheidend ist außer der Schlauchklemme der Durchmesser der Nadel; er wird vorteilhaft so groß gewählt, daß bei Bedarf auch Blut rasch einfließen kann.

Das Prinzip des *Intracath* besteht in einer Kombination von scharfer Nadel mit inliegender stumpfer Kunststoffkanüle; erhältlich sind drei Größen. Nach perkutanem Einstechen der Nadel in eine Vene wird die Kanüle vorgeschoben, die Nadel selbst wieder entfernt. Vorteile: keine Endothelläsion der Venen, keine Bewegungseinschränkung des Armes, keine Narben. Anwendung: Vor allem bei Dauerinfusionen über 24 Stunden, also z. B. bei kontinuierlicher Verabreichung von Antibiotika, Tuberkulostatika und Antikoagulantien, individuell vor allem bei unruhigen Patienten (Arteriosklerose, Delirium, Schädeltrauma) und vor größeren Eingriffen mit langer parenteraler Zufuhr.

Eine *Venaesectio* soll immer dann durchgeführt werden, wenn Nadel oder Intracath nicht zuverlässig liegen und der Zugang zum Kreislauf unter allen Umständen garantiert sein muß, also z. B. bei
— Schock oder Schockgefahr (z. B. vor Nottracheotomien, wo die plötzliche $CO_2$-Entfernung zu bedrohlichem Blutdruckabfall führen kann)
— Thrombosierung oberflächlicher Venen durch wiederholte Infusionstherapie
— adipösen Patienten oder sehr fragilen Venen.

---

[1] *Spectrum Pfizer* Bd. VI, H. 7, 131.
[2] PERRET, W.: Med. Klin. 57, 230 (1962); Med. Klin. 57, 487 (1962); Med. Klin. 58, 1207 (1963).
[3] ROTH, O.: Schweiz. med. Wschr. 93, 780 (1963).

**Gruber:** Können Sie kurz etwas über die *Komplikationen* der parenteralen Zufuhr sagen?

## Komplikationen der parenteralen Zufuhr

**Enderlin:** Die häufigsten Komplikationen der intravenösen Verabreichung sind [1-6]
1. *paravenöses Einfließen* durch Gefäßverletzung. Im allgemeinen ohne wesentliche Konsequenz; bei differenten Medikamenten wird sofort eine Umgebungsinfiltration mit Kochsalz oder, bei Vasokonstriktion und Nekrosegefahr, mit Lokalanästhetika durchgeführt.
2. *die Thrombophlebitis*, bei langdauernder Infusionstherapie nie zu vermeiden. Man hat die intravenöse Verabreichung geradezu als Modellversuch zur Thrombogenese angesprochen [7]. Ursächlich bedeutsam sind Zeitfaktor (über 8 Std. Infusionsdauer), Infusionsflüssigkeit (Phlebitis auch bei isotonischer Zusammensetzung, nicht vermeidbar) und Endothelläsionen durch Nadelspitze. Eine sichere Prophylaxe gibt es nicht; empfohlen werden 5000 E. Heparin pro Liter Infusion sowie gerinnungshemmende und antiphlogistische Salben lokal. Kein Vorschlag befriedigt wirklich; wichtig sind strengste Asepsis und häufiger Venenwechsel.
3. Eine tragische, weil vermeidbare Komplikation ist *zu rasches Einfließen* der Infusion mit akuter Herzinsuffizienz und Lungenödem. Dieser Zwischenfall kann bei Herzkranken und in der geriatrischen Chirurgie fatale Konsequenzen haben. Die tägliche Arbeit lehrt leider, daß in der Mehrzahl der Fälle die Geschwindigkeit des Einlaufens dem Zufall oder der Schwester überlassen wird. Eine Verordnung ohne Angabe, wie viele Milliliter pro Stunde einfließen sollen, ist inkorrekt [8]. Der Arzt ist für Menge und Zusammensetzung der Infusionen verantwortlich; warum sollte er es für die Einlaufgeschwindigkeit nicht sein? Man muß dazu nur wissen, wieviele Trop-

---

[1] BOLTON CARTER, J. F.: Lancet II, 20 (1951).
[2] BOLTON CARTER, J. F., E. H. MILNE, and T. D. WHITTET: Lancet II, 660 (1952).
[3] MCNAIR, T. J., and H. A. F. DUDLEY: Lancet II, 365 (1959).
[4] *Leading Article:* Lancet I, 607 (1960).
[5] VERE, D. W., C. H. SYKES, and P. ARMITAGE: Lancet II, 627 (1960).
[6] STODDART, J. C.: Lancet II, 741 (1960).
[7] MÜLLER, E., und K. H. HERZOG: Med. Klin. 56, 1353 (1961).
[8] TARAIL, R.: J. Amer. med. Ass. 171, 45 (1959).

fen der jeweiligen Flüssigkeit einem Milliliter entsprechen, eine Zahl, die im wesentlichen von der Beschaffenheit des Tropfenzählers abhängt. Bei der Verordnung von Analgetika ist die Zeitangabe übrigens eine Selbstverständlichkeit. Auch bei laufender Infusion muß der Kranke regelmäßig überwacht werden. Lagewechsel der Extremität und Änderungen im Venentonus können die ursprüngliche Tropffrequenz beeinflussen. Zu langsame Infusionen führen zur Dehydrierung und zu Mineraldefizit, zu rasche provozieren eine osmotische Diurese mit Elektrolytverlust. Obendrein wird zu schnell einfließende Glukose nicht verwertet, sondern im Urin ausgeschieden.

4. Weit seltener, aber lebensbedrohlich, sind drei andere Komplikationen: *Luftembolien* (vor allem bei Druckinfusion) [1], *Sepsis* [2] und *Einschwemmung einer Verweilkanüle in den Kreislauf* [3]. Dieser Zwischenfall erfordert unverzüglich operative Entfernung des infizierten Fremdkörpers, wenn nötig durch Kardiotomie.

**Gruber:** Unter welchen Umständen verordnen Sie *subkutane Infusionen*? Gibt es Situationen, in denen solche unbedingt nötig sind? Oder haben Sie persönlich den Eindruck, daß man von dieser Methode völlig absehen kann?

**Subkutane Infusionen**

**Enderlin:** Subkutane Infusionen gebrauchen wir nur noch, wenn *periphere Venen unzugänglich* sind und das Risiko eines Cava-Katheters in keinem Verhältnis zum Nutzen steht. Diese Situation trifft indessen selten zu. Ausnahmsweise benützen wir die hypodermale Resorption bei *alten Leuten* oder *Herzkranken,* deren kontinuierliche Überwachung aus personellen Gründen nicht garantiert werden kann. Subkutanen Infusionen setzen wir übrigens zur Vermeidung von Spannungsschmerzen stets ein Hyaluronidase-Präparat zu.

**Gruber:** Man muß sich darüber klar sein, daß es sehr *gefährlich* ist, bei Patienten mit erniedrigter Serum-Osmolalität, z. B. einem Serum-Na von 130 mval/l oder weniger, isotone Lösungen subkutan zu verabreichen. In diesen Fällen strömt nämlich aus dem intravasalen Raum Wasser in solch große, relativ hypertone, subkutan gesetzte Depots. Die dadurch entstehende Verminderung des effektiv zirku-

---

[1] KERR, J. H.: Surg., Gyn., Obstet. 107, 792 (1958).
[2] HASSALL, J. E., and P. M. ROUNTREE: Lancet I, 213 (1959).
[3] TAYLOR, F. W.: Arch. Surg. 86, 177 (1963).

lierenden Plasmavolumens kann schnell zu bedrohlichen Schockzuständen führen.

**Allgöwer:** Ich möchte eine etwas optimistischere Kalorienzufuhr empfehlen. Wir haben nie Nachteile, sondern im Gegenteil eher Vorteile gesehen, wenn die Leute am Tag vor der Operation bis zum Mittag normal essen und am Abend noch ein flüssige Mahlzeit bekommen. Wir dürfen nicht vergessen, daß die Glykogen- und Kohlenhydratreserven, welche die am leichtesten verfügbare Energie darstellen, sehr gering sind, im ganzen Körper nämlich nur total ungefähr 300 g. Wer von Ihnen einmal Langlauf gemacht hat, der weiß, wie sehr er darauf angewiesen ist, daß er kurz vor dem Start noch einen möglichst großen Vorrat an Kohlenhydraten zu sich nehmen kann, und wir dürfen unsere Operationen gelegentlich wohl mit einem Langlauf vergleichen!

**Enderlin:** Ich kann dieser Bemerkung nur beipflichten und bin überzeugt, daß die stärkere Beachtung dieses Aspektes der präoperativen Phase für unsere Patienten von Vorteil wäre!

**Gruber:** Auch meiner Ansicht nach sollten die Patienten vor der Operation kalorisch möglichst auf dem Optimum gehalten werden. Nehmen wir nun an, unser Patient komme also mit seiner Glukoseinfusion in den Operationssaal. Nun möchte ich gern wissen, wie Sie den *Blutverlust während der Operation* messen. Zählen Sie die Anzahl Tücher, die Sie brauchen? Werden diese gewogen, oder wie halten Sie das in Basel?

## Blutverlust und Blutersatz intra operationem

**Enderlin:** Mit dem Stichwort „*Blutersatz intra operationem*" schneiden wir ein höchst aktuelles Thema an. Die beängstigende Zunahme im Verbrauch von Blutkonserven — schon vor 3 Jahren wurden in der Schweiz im Durchschnitt 15 Transfusionen pro Stunde durchgeführt [1] — hat im chirurgischen Sektor zwar gute Gründe. Unsere operativen Möglichkeiten haben sich seit der Einrichtung von Blutbanken gewaltig erweitert, und zahlreiche Schockierte profitieren von lebensrettenden Transfusionen. Aus einem Verlust von 400—500 ml Blut wird heute, Kreislaufstabilität vorausgesetzt, vielfach keine Indikation zum Ersatz abgeleitet. Die „one pint"-Transfusion im Operationssaal ist unseres Erachtens nur selten berechtigt, denn bei kleinen

---

[1] HAESSIG, A.: Méd. et Hyg. 20, 997 (1962).

Verlust überwiegt das Transfusionsrisiko den Nutzen einer einzelnen Konserve. Dieser besteht, gerade wegen der kleinen Menge, meist nur im Volumeneffekt. Wenn das zutrifft, kann man heute mit gleichem Erfolg einen Plasmaexpander verabreichen. Alte Leute und Kleinkinder machen in dieser Beziehung allerdings eine Ausnahme [1-4].

Ein Blutverlust bis etwa 5% des zirkulierenden Volumens wird im allgemeinen gut ertragen, 10% erfordern bereits genaue Überwachung, und bei über 20% wird die Situation kritisch. Man muß sich darüber klar sein, daß ein Patient in Narkose anders reagiert. Er kann unter Umständen große Mengen Blut verlieren, bevor meßbare Kreislaufgrößen sich wesentlich ändern. Anderseits erträgt der Kranke aber Verluste oft deswegen schlechter, weil die kompensatorische Vasokonstriktion beim Narkotisierten ausbleibt. Man benötigt dann zur Wiederherstellung der Zirkulation bedeutend mehr Blut, als der verlorenen Menge entspricht. In Hypothermie oder beim extrakorporellen Kreislauf ist auf die üblichen Vitalzeichen noch weniger Verlaß.

**Erfassung des Blutverlustes**

Der adäquate Blutersatz hängt von den Möglichkeiten ab, Verluste genau zu erfassen. Dazu haben wir grundsätzlich vier Möglichkeiten [5-8].

1. *Schätzung des Blutverlustes:* Abhängig von der Erfahrung des Untersuchers kann die subjektive Schätzung zum bloßen Raten werden. Der klinische Eindruck mag täuschen, und Verluste von 500 bis 1500 ml sind schwer zu erkennen.

2. *Gravimetrische Verfahren:* Das Wägen von Tupfern und Kompressen ist zwar billig, aber ungenau, das Wägen des Patienten erst postoperativ möglich. Die Kochsalzlösung bei Verwendung feuchter

---

[1] GRAHAM-STEWART, C. W.: Lancet II, 421 (1960).
[2] MOORE, F. D.: Metabolic care of the surgical patient, part II. Philadelphia: Saunders W. B. 1960.
[3] STERN, K.: Anesth. Analg. 40, 395 (1961).
[4] FERNBACH, D. J.: Anesth. Analg. 40, 676 (1961).
[5] RAINS, A. J. H.: Brit. J. Surg. 43, 191 (1955).
[6] WILLIAMS, J. A., and J. FINE: New Engl. J. Med. 264, 842 (1961).
[7] ROE, C. F., A. J. S. GARDINER, and H. A. F. DUDLEY: Lancet I, 672 (1962).
[8] GARDINER, A. J. S., and H. A. F. DUDLEY: Brit J. Anaesth. 34, 653 (1962).

Tücher stört; Wasserverluste durch Verdunstung werden nicht erfaßt. Im Durchschnitt muß ein um 30% höherer Verlust angenommen werden.

3. *Extraktions- und Verdünnungsmethoden:* Nach maschinellem Auswaschen der Operationstücher werden Hämoglobin, Hämatin, Stickstoff oder die durch Elektrolyte veränderte Leitfähigkeit des Wassers automatisch bestimmt (Hämaporrhometer).

4. *Messung des Blutvolumens:* Im Volemetron steht seit wenigen Jahren ein Apparat zur Verfügung, mit welchem postoperativ die zirkulierende Blutmenge bis auf etwa 3% genau bestimmt und mit präoperativen Werten verglichen werden kann.

An der Basler Klinik kombinieren wir diese Verfahren, verwenden aber Hämaporrhometer und Volemetron nur bei größeren Eingriffen. Für die Mehrzahl der Operationen genügt uns das genaue Messen der im Saugbehälter aufgefangenen Blutmenge und die Zahl der verwendeten Operationstücher zur klinisch adäquaten Einschätzung des Blutverlustes.

**Gruber:** Haben Sie gewisse Anhaltspunkte, bestimmte Faustregeln, auf Grund derer Sie sich intra operationem ein Bild machen können über den gesamten Blutverlust? Wie Sie wissen, ist das ein sehr schwieriges Problem — die Abdecktücher werden voll, Schürzen sind blutbespritzt, am Boden finden sich Blutlachen — wie soll man das alles erfassen?

**Enderlin:** Blutverluste quantitativ richtig einzuschätzen, ist ein schwieriges Unterfangen; der Wunsch nach Faustregeln daher verständlich [1,2]. Es wäre aber gefährlich, den intraoperativen Blutersatz nach irgendwelchen Regeln zu bemessen, z. B. nach Literaturangaben über durchschnittliche Verluste bei Standardoperationen [3-7]. Die Reaktionen des Patienten und die Täuschungsmöglichkeiten sind derart variabel, daß sich keine Schemata aufstellen lassen. Ich kann Ihnen lediglich einige Richtlinien zur Beurteilung des Einzelfalles geben.

---

[1] GRANT, R. T., and E. B. REEVE: Medical Research Council Special Report, Series 277. London: H. M. Stationary Office 1951.
[2] CLARKE, R., E. TOPLEY, and C. T. G. FLEAR: Lancet I, 629 (1955).
[3] BONICA, J. J., and C. S. LYTER: Amer. J. Surg. 81, 496 (1951).
[4] SALTZSTEIN, H. C., and L. M. LINKNER: J. Amer. med. Ass. 149, 722 (1952).
[5] DITZLER, J. W., and J. E. ECKENHOFF: Ann. Surg. 143, 289 (1956).
[6] FLEAR, C. T. G.: Brit. J. Clin. Pract. 10, 787 (1956).
[7] GARDINER, A. J. S., and H. A. F. DUDLEY: Lancet II, 859 (1963).

12  Postoperativer Wasser- und Elektrolythaushalt

1. Nach unseren Erfahrungen werden a) *sichtbare Blutungen nach außen oder mengenmäßig kleine Hämorrhagien* nicht nur von Laien, sondern auch von uns *überschätzt;* b) *unsichtbare Blutungen oder massive Verluste* im allgemeinen *unterschätzt.* Dies gilt für Blutungen in Magen und Darm oder bei Antikoagulantientherapie ebenso wie für die weit häufigeren Frakturhämatome und den Hämatothorax bei Rippenserienbrüchen; c) *postoperative Blut- und Plasmaverluste* in der Regel ebenfalls *unterschätzt.* Diese Exsudation — die mit echter Nachblutung nichts gemein hat — überdauert das Ende der Operation beträchtlich und kann vor allem bei großen Wundhöhlen (Rectumexstirpation, Pneumonektomie, Operationen im Retroperitoneum) sehr massiv sein. Viele Patienten brauchen deshalb auf der Wachstation frühzeitig weitere Transfusionen, eine Tatsache, die dem Anästhesisten gelegentlich den vielleicht ungerechten Vorwurf einbringt, er habe den Patienten während der Operation untertransfundiert.

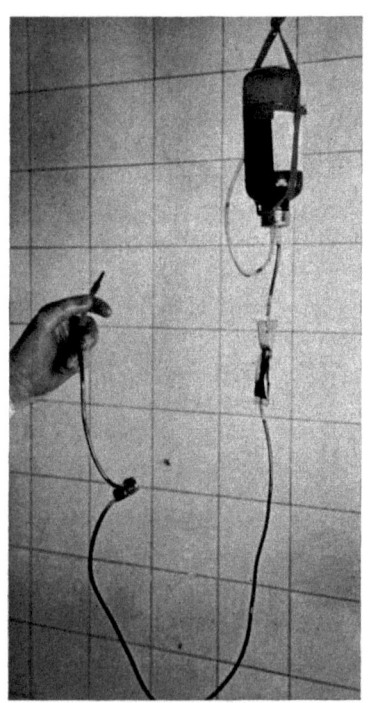

Abb. 1. 400 ml

Zur Illustration des Gesagten haben wir uns eine nicht mehr verwendbare Blutkonserve angeeignet und Schürzen, Tücher und Boden möglichst wirklichkeitsgetreu beschmiert. Die Bilderfolge wurde unseren Mitarbeitern an der Klinik zur Schätzung des „Blutverlustes" vorgelegt; das Ergebnis entsprach, ungeachtet der verschiedenen Erfahrungsstufen, den oben skizzierten Erwartungen. Die Zeit erlaubt leider nicht, den gleichen Quiz vor diesem Forum durchzuführen. Abbildung 1 zeigt zum Vergleich zunächst die verwendete Blutkonserve mit 400 ml. Auf dieser Schürze (Abb. 2) sind genau 13 ml Blut verspritzt; das nächste Bild (Abb. 3) zeigt Ihnen

Erfassung des Blutverlustes

eine Nierenschale mit 75 ml Inhalt. Diese Menge läßt ahnen, daß der Blutverlust bei Hämatemesis vom beeindruckten Patienten wohl meist überschätzt wird.

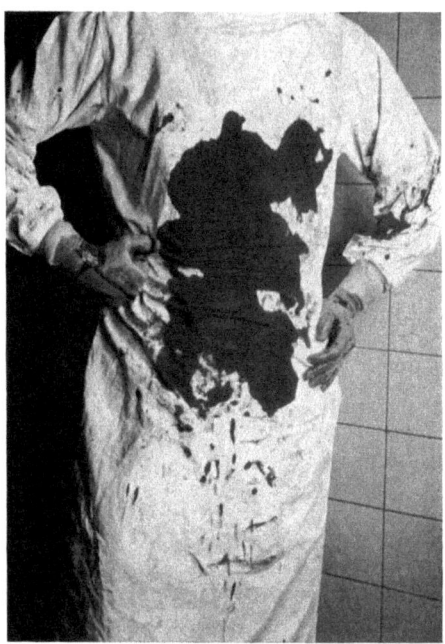

Abb. 2. 13 ml

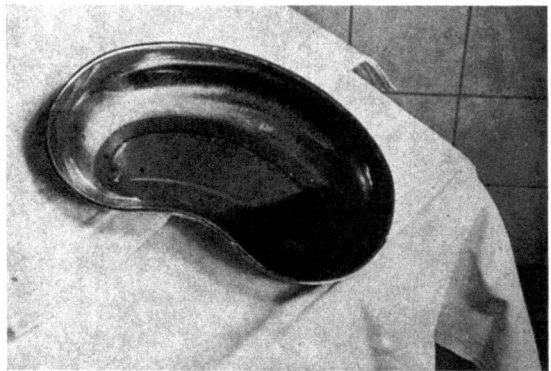

Abb. 3. 75 ml

Hier sind auf dem Boden total 90 ml Blut verspritzt (Abb. 4), während das nächste Bild (Abb. 5) die Bescherung mit einer ganzen Konserve demonstriert. Das aufgehängte Darmtuch (Abb. 6) enthält 30 ml,

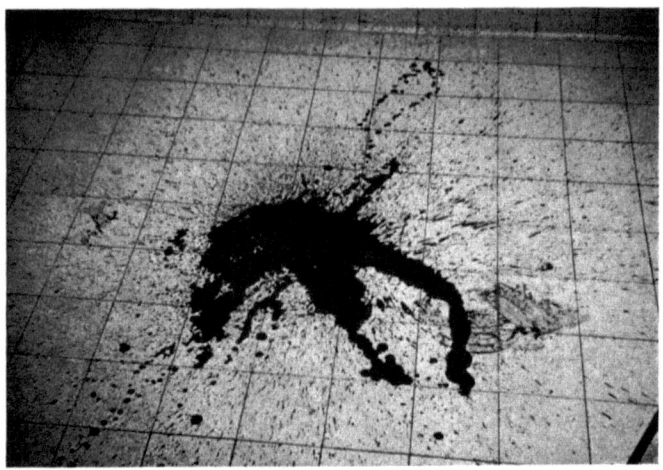

Abb. 4. 90 ml

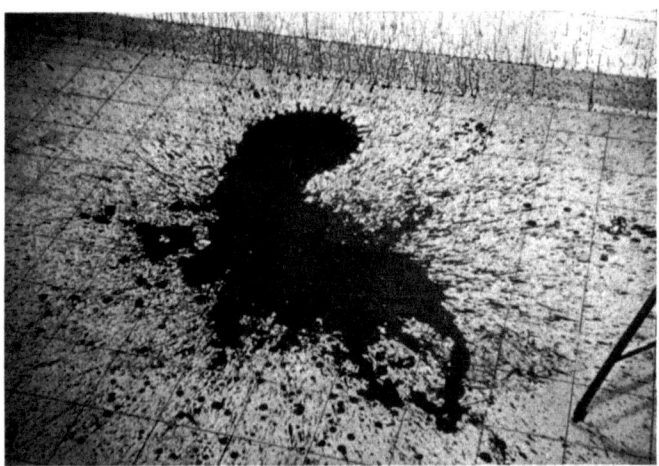

Abb. 5. 400 ml

und die beiden ähnlich aussehenden Tupfer (Abb. 7) sind rechts mit 1 ml, links mit 20 ml Blut beschickt worden. 50 derartige Tupfer würden also einem Liter Blut entsprechen.

Die aus Kontrastgründen verwendeten weißen Schürzen sind übrigens im Operationsbetrieb durch grüne ersetzt worden, auf welchen der Blutverlust noch bedeutend schwerer abzuschätzen ist. Doch nun zurück zu den Richtlinien.

2. Das demonstrierte Darmtuch wird im allgemeinen zu 20 ml veranschlagt. Es könnte zwar viel mehr Blut aufnehmen, doch wird es ersetzt, bevor es völlig durchtränkt ist. Die durchbluteten Tücher werden in Bündeln à 5 Stück aufgehängt; 5 Bündel entsprechen einem halben Liter Blut.

3. Die wichtigste Richtlinie scheint uns indessen der Hinweis, daß alle Blutverluste — genau gemessene wie sorgfältig geschätzte — in regelmäßigen Abständen mit dem klinischen Zustand des Patienten, der Operationsphase und der bereits transfundierten Menge in Beziehung gesetzt werden. Der maßgebliche Einzelbefund am Patienten ist nicht der systolische Blutdruck, sondern die kapillare Perfusion. Bei *adäquat durchbluteter Peripherie ist die Annahme berechtigt, der Blutverlust werde ausreichend ersetzt.*

**Gruber:** Wir möchten dieses Kapitel nach dieser lehrreichen Demonstration verlassen; meine nächste Frage richtet sich an

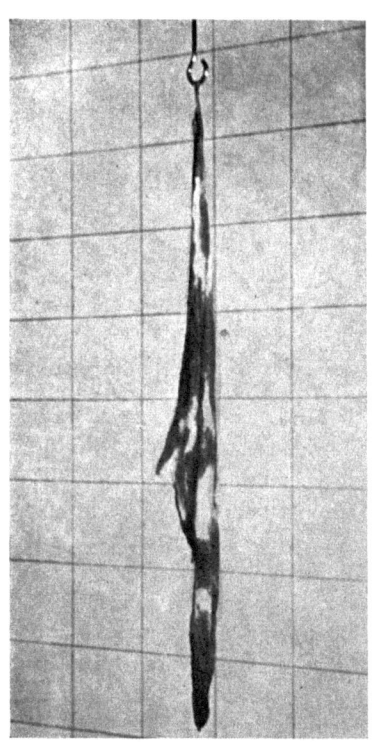

Abb. 6. 30 ml

Herrn GIGON. Die Operation ist vorbei; der Patient hat sie gut überstanden. Bevor er den Operationssaal verläßt, möchten wir über die Präskriptionen bis zum nächsten Morgen Bescheid wissen. *Was verordnen Sie an Wasser, Elektrolyten und Kalorien?* Vielleicht ist es nützlich, wenn wir uns zuerst kurz in Erinnerung rufen, welches der *tägliche Bedarf des normalen Menschen an Wasser, Natrium, Kalium,*

16  Postoperativer Wasser- und Elektrolythaushalt

*Chlorid und Kalorien* ist. Dies sind ja für unsere tägliche Arbeit die entscheidenden Größen.

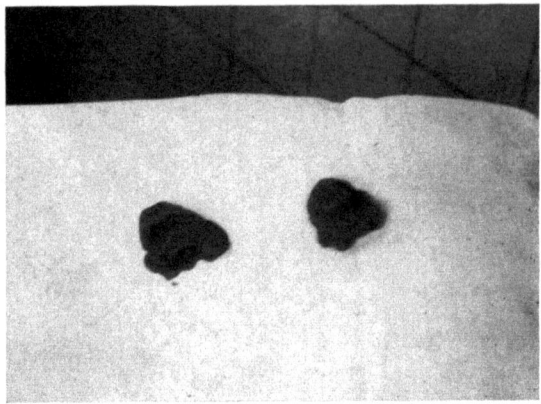

Abb. 7. Tupfer re. 1 ml, Tupfer li. 20 ml

**Normalbedarf an Wasser, Elektrolyten und Kalorien**

**Gigon:** Die normale tägliche *Wasserzufuhr* setzt sich aus der peroralen Flüssigkeitsaufnahme (1—2 l), aus dem in Form fester Nahrung eingenommenem Wasser (ca. 1 l) und aus dem Stoffwechsel- bzw. Oxydationswasser (200—300 ml) zusammen, total also 2—3 l. Bei der *Ausscheidung* macht der Urin den größten Teil aus (durchschnittlich 1 ml/min bzw. 1,5 l/Tag), wogegen der Wassergehalt der geformten Fäces sehr niedrig ist (100—200 ml). Dazu kommen aber noch je 400 ml für die Perspiratio insensibilis der Haut und der Lunge. Schließlich halten sich die beiden Rubriken die Waage.
Die Wasserzufuhr ist selbstverständlich von verschiedenen Faktoren abhängig, nämlich Ruhezustand, Bewegung, Klima, Fieber, Schwitzen, Luftfeuchtigkeit, Umgebungstemperatur etc. Die Perspiratio insensibilis stellt dabei die größte Variable dar und soll deshalb immer adäquat berücksichtigt werden. Als Extrembeispiel denke man an den Flüssigkeitsbedarf eines Arbeiters unter tropischen Bedingungen, der 8—10 l pro Tag ausmachen kann! Bei Bettruhe, Fieber und Schweißausbrüchen rechnet man mit einem insensiblen Wasserverlust von 1 bis 2 l/Tag. Als praktische Richtlinie wenden wir folgende Faustregel an:

*Täglicher $H_2O$-Bedarf = Urinmenge + 800 ml,*

vorausgesetzt, daß folgende Faktoren nicht mitwirken: Fieber, Schwitzen, Erbrechen, Durchfall, Hyperventilation, Fistel, Exsudation, Ileus.
Der Bedarf an *Natrium* beträgt für einen 70 kg schweren Mann 80 bis 100 mval/Tag, der Bedarf an *Kalium* etwa 50—100 mval, an *Chlorid* 70—250 mval. Von einem Normalbedarf zu reden ist schwierig, besonders in bezug auf Natrium und Chlorid. Die Werte, die angegeben werden, sind eher Gewohnheits- als Normalwerte.
Der minimale *Kalorienbedarf* beträgt 1 Kalorie/kg Körpergewicht pro Stunde, so daß die Totalmenge etwa 1700 Kalorien erreicht. Posttraumatisch steigt dieser Kalorienbedarf auf eine Zahl von mindestens 2000, und bei Verbrennungen muß man mit viel höheren Werten, z. B. bis 7000 Kalorien pro Tag, rechnen.
**Gruber:** Nun möchten wir wissen, wie diese drei Elemente verloren und *ausgeschieden* werden!

**Normale Ausscheidungswege**

**Gigon:** Die tägliche Ausscheidung für Natrium beträgt ca. 80 bis 100 mval; Kalium wird von der Niere bekanntlich nicht retiniert wie Natrium, der Verlust entspricht also ungefähr der Zufuhr, und Chlorid wird in einer Menge von ungefähr 120 mval/Tag ausgeschieden. Die Verluste durch Magen und Darm dürfen ruhig vernachlässigt werden, vorausgesetzt, daß keine Durchfälle, Erbrechen oder Fisteln bestehen. Trotz seiner hypotonen Zusammensetzung ist der Schweiß ebenfalls ein potentieller Elektrolytausscheidungsweg: Ca. 60 mval Na, 10 mval K und 50 mval Cl pro Liter [1].
**Gruber:** Sie werden bemerkt haben, daß wir hier von mval reden anstatt von mg%. Herr ENDERLIN, möchten Sie bitte erklären, warum man heute im Zusammenhang mit Wasser und Elektrolyten lieber mit dieser Bezugsgröße rechnet!

**Begriff der Äquivalenz**

**Enderlin:** Zum Verständnis von Elektrolytproblemen ist der bei uns noch wenig eingebürgerte *Begriff der Äquivalenz* Voraussetzung. So wird mit Milliäquivalenten (mval) pro Liter die Konzentration der im Körperwasser gelösten Salze angegeben. Je nach Konzentration dieser Salze verteilt sich das Körperwasser im Extra- und Intra-

---
[1] AHLMANN, K. L.: J. clin. Endocrin. **13**, 773 (1953).

zellulärraum. Dieser osmoregulatorische Vorgang steht demnach in Beziehung zur *Anzahl Teilchen oder Ladungen pro Volumeneinheit*. Wesentlich ist also, wie viele Ionen vorhanden sind und wie viele fehlen. Wie schwer diese Ionen sind, ist belanglos, denn ihr Gewicht hat mit chemischem Verhalten und osmotischer Aktivität nicht das geringste zu tun. Aus diesem Grunde muß man sich von der alten Gewichtsbezeichnung mg⁰/₀ für Elektrolytkonzentrationen loslösen. In Anlehnung an STATLAND [1] sei der überholte Begriff des mg⁰/₀ und die zutreffende Bezeichnung des mval illustriert:

Wenn Sie eine Tanzparty organisieren, werden Sie nicht 1000 kg Männer in Gestalt von 10 Schwergewichtsboxern und nicht 1000 kg Damen in Gestalt von 20 überschlanken Filmschauspielerinnen einladen, sondern Sie stimmen die Zahl der Damen und der Herren aufeinander ab. Für jede Dame einen Herrn, ungeachtet der verschiedenen Körperfülle, also des Gewichtes, ist das Geheimnis der harmonischen Einladung. Erst die äquivalente (Ein-)Ladung garantiert den erfolgreichen Ablauf der Party!

**Gruber:** Diese Darstellung dürfte uns alle überzeugen — doch wie verschieben sich nun die Werte unseres Standardmenschen gegenüber beispielsweise einer sehr kleinen, leichten Frau von 40 kg oder einem sehr jungen oder sehr alten Patienten? Nach welchen Gesichtspunkten dosieren Sie da?

**Bezugsgrößen Körpergewicht oder Körperoberfläche?**

**Gigon:** Es stehen uns zwei Methoden zur Verfügung: Bezugnahme auf *Körpergewicht* oder *Körperoberfläche*. Bei Erwachsenen beziehen wir uns in der Praxis vor allem auf das Körpergewicht.

**Gruber:** Schwierig zu entscheiden ist die Frage bei *Kindern*. Hier dürfen wir nicht nach dem Körpergewicht allein dosieren. Es fragt sich, wie Wasser-, Kalorien- und Elektrolytbedarf sich in bezug auf Körpergewicht, Körperoberfläche, Alter, Geschlecht usw. verhalten. Leider stellt auch die Körperoberfläche kein ideales Maß dar, wie in letzter Zeit aus verschiedenen Berichten zu entnehmen war. Dagegen gibt es eine sehr gute kleine Tabelle von ABERDEEN [2], die ich

---

[1] STATLAND, H.: Fluid and electrolytes in practice, 2nd ed. London: Pitman Med. Publ. Co. Ltd. 1957.
[2] ABERDEEN, E.: Average fluid values and electrolyte needs. Lancet I, 1024 (1961). (Separatabzüge dieser Arbeit sind bei Laboratorien Hausmann AG, St. Gallen, erhältlich.)

jedem, der sich mit den Dosierungen bei Säuglingen und Kindern zu befassen hat, sehr empfehlen kann. In verschiedenen Spitälern Englands tragen die Assistenten eine kleine Photokopie dieser Tabelle in der Tasche. Sämtliche Bedürfnisse des Kleinkindes und Säuglings an Wasser, Elektrolyten, Kalorien usw. können daraus abgelesen werden, außerdem sind auch die normalen Blutvolumina, Hb- und Hct-Werte eingetragen.

**Allgöwer:** Es ist vielleicht zu ergänzen, daß man bei Kleinkindern aus den *Urinmengen* sehr gute Hinweise über die Ersatztherapie erhält. Man sollte deshalb die normalen Urinmengen von Kindern einigermaßen auswendig wissen (2 Monate bis 1 Jahr: 15 ml/Std., 3 Jahre: 20 ml/Std., 5 Jahre: 25 ml/Std., 10 Jahre: 30 ml/Std.).

**Gruber:** Wenn wir beim Erwachsenen nach dem Körpergewicht dosieren, nehmen wir kleine Fehler in Kauf, die aber neben den übrigen Fehlerbreiten unserer Therapie nicht ins Gewicht fallen. Es bleibt stets etwas Flüssigkeit im Schlauch zurück, beim Anschluß der Infusion können einige ml auf den Boden fließen, usw. Es hat deshalb wenig Sinn, genaue Zahlen mit dem Rechenschieber zu bestimmen und z. B. vorzuschreiben, man müsse in 24 Std. 2625 ml infundieren! Wichtig scheint mir dagegen in diesem Zusammenhang, *wie sich das zugeführte Wasser und die Elektrolyte im Körper verteilen.*

### Gesamtkörperzusammensetzung

**Gigon:** Der Körper unseres Standardmenschen enthält bekanntlich etwa *55—60%/o Wasser, mit folgender Verteilung:* intrazelluläres Wasser = 40%/o des Körpergewichtes, extrazelluläres Wasser = 20%/o des Körpergewichtes, davon 15%/o im Interstitium, 5%/o intravasal als Plasmawasser. Das totale Wasser wird mit Deuteriumoxyd, Antipyrin oder Harnstoff bestimmt, das extrazelluläre Wasser ist durch die Inulin- oder die Thiosulfatmethode bestimmbar und Plasmawasser durch radioaktives Albumin. Das intrazelluläre Wasser ergibt sich aus der Differenz zwischen Totalwasser und extrazellulärem Wasser.

**Gruber:** Ich habe unterdessen aus dem Auditorium eine Frage für Herrn ENDERLIN erhalten: Warum verwenden Sie zu Beginn der Operation keine balancierte Elektrolytlösung vom Typus Aequifusine?

**Enderlin:** Im frühpostoperativen Verlauf kommt es zu einer Verminderung der Natrium-Ausscheidung im Urin. Bei der daraus resultierenden Na-Retention im Körper ist es nicht opportun, schon mit der ersten Infusion Salze zuzuführen.

**Gruber:** Nachdem wir von der Verteilung des Körperwassers gehört haben, darf ich Herrn MÜLLER bitten, uns einen kurzen Überblick über die *Verteilung des Körper-Natriums* zu geben. Wenn wir wissen, daß eine Zufuhr von 100 mval einer Ausscheidung von 100 mval gegenübersteht, müssen wir uns anderseits auch vorstellen können, in welchem Rahmen sich dieser tägliche Umsatz ungefähr abspielt.

**Müller:** Im gesamten Körper haben wir eine *austauschbare Natrium-Reserve* von etwa 40 mval/kg Körpergewicht, was bei unserem Standardmenschen ungefähr *2800 mval* Na entspricht. Davon sind ca. 450 mval im Plasma vorhanden; der größte Teil, nämlich ca. 1900 mval, ist im Interstitium zu finden, und als kleinsten Anteil haben wir im intrazellulären Raum ca. 220 mval. Die restliche Menge betrifft das austauschbare Knochennatrium.

**Gruber:** Herr VERAGUT, wollen Sie uns bitte über die Verhältnisse beim *Kalium* berichten!

**Veragut:** Der *totale Kaliumgehalt* im Körper beträgt ca. *3200 mval,* wovon sich mehr als 99% im Intrazellulärraum vorfinden. Dies zu wissen ist wichtig, da die Kaliumkonzentrationen im Serum keine Rückschlüsse über den totalen Kaliumgehalt des Körpers zulassen. Es kann bei normalen oder sogar erhöhten Werten im extrazellulären Wasser eine Hypokalie vorliegen.

**Allgöwer:** Wie können Sie solche erhöhten Werte erklären?

**Veragut:** Zum Beispiel durch Hämokonzentration und pH-Einflüsse.

**Gruber:** Wenn wir kurz zusammenfassen wollen: Bei einem gesunden jungen Mann dürfen wir als Faustregel mit etwa 60% des Körpergewichtes Wasser rechnen, bei Kindern mit etwas mehr, bei Frauen mit etwas weniger, d. h. mit etwa 50%. Diese Werte sind weitgehend abhängig vom Fettgehalt und werden auch hormonal beeinflußt. Den Rest stellen die organischen Bestandteile des Körpers, Proteine, Fette und Kohlenhydrate, die etwa 35% ausmachen, und schließlich haben wir noch etwa 5% Mineralsalze. Diese bleiben zurück, wenn wir einen Körper veraschen. Es mag interessant sein, wenn wir uns in diesem Zusammenhang daran erinnern, daß von diesen 40% organischen Bestandteilen des Körpers rund $^5/_8$ in Form von Fett vorliegen und nur etwa 1% davon in Form von Kohlenhydraten. Dieses eine Prozent entspricht, wie Herr Professor ALLGÖWER bereits

gesagt hat, ungefähr 1500 Kalorien, und bei mangelnder Kohlenhydratzufuhr sind diese natürlich in kürzester Zeit aufgezehrt. Die restlichen 14% organischer Bestandteile sind Proteine. Schließlich muß man wissen, daß in einer normalen Nahrung etwa die Hälfte der Kalorien durch Kohlenhydrate geliefert werden.
Nun zurück zu unserer früheren Frage: *Wieviel Wasser und Elektrolyte soll unser Patient am Operationstag bekommen?* Wir kennen nun den Bedarf des gesunden Menschen, des internistischen Patienten, der nicht operiert worden ist und aus irgendeinem Grund nicht essen und trinken kann. Man weiß aber seit mehreren Jahren, daß die Bedürfnisse des Frischoperierten ganz anders sind. Herr GIGON, welches sind die wesentlichen Unterschiede in bezug auf Wasser- und Natrium-Bedarf?

### Stoffwechselveränderungen beim Frischoperierten

**Gigon:** In der ersten postoperativen Phase pflegen folgende *Stoffwechselveränderungen* aufzutreten: *Natrium* wird vom Organismus retiniert, d. h. vermindert ausgeschieden. Die Urinkonzentration wird also während 2—5 Tagen erniedrigt sein. Die Phase der Na-Retention geht dann in eine natriuretische Phase über, die umso größer ist, je mehr Natrium im Stadium der Retention verabreicht wurde. Trotz eines erhöhten Gesamtbestandes an Na läßt sich im Serum manchmal eine Hyponatriämie nachweisen. Von allen posttraumatischen Veränderungen ist die Na-Retention die regelmäßigste. *Chlorid* verhält sich ähnlich wie Na. *Kalium* wird vermehrt ausgeschieden: 70—150 mval/Tag. Eine positive Kaliumbilanz ist vor dem 4.—5. Tag selten zu erwarten, vorausgesetzt, daß kein Kalium zugeführt wird. Der Kaliumgehalt des Serums ist trotz Kaliumverlust häufig leicht erhöht. Der Na/K-Quotient im Urin sinkt ab. Dieser Kaliumverlust entspricht den katabolen Vorgängen der sogenannten Stress-Situation mit erhöhter Zellpermeabilität, Zellabbau und Azidose. Der K/N-Quotient im Urin beträgt etwa 5 mval/g Stickstoff statt 2,5—3 mval/g.
Parallel zum Natrium wird auch *Wasser* retiniert, meistens nur während 1—3 Tagen, so daß die Diurese abnimmt. Die Urin-Osmolarität ist bei guter Nierenfunktion erhöht. Die Diurese setzt häufig vor der Natriurese ein, was auf zum Teil unterschiedliche physiopathologische Prozesse hinweist. Via Hypothalamus scheinen der Vorder-

lappen wie der Hinterlappen der Hypophyse stimuliert zu werden mit anschließender *Abgabe von ACTH und ADH*, wobei letzteres Hormon eine negative freie Wasserclearance hervorrufen soll. Zusätzlich wird als Folge des Gewebeabbaus wegen Trauma oder Fasten Wasser freigesetzt, welches für die manchmal beobachtete Hyposmolarität des Serums ebenfalls verantwortlich ist. Im Stadium der Oligurie wäre es somit nicht rationell, durch reichliche Flüssigkeitszufuhr eine Erhöhung der Diurese zu erreichen. Das iatrogene Wasserangebot würde zu einer zusätzlichen Wasserretention mit Gefahr der Wasserintoxikation und des intrazellulären Ödems führen. Klassischerweise wird der postoperativen Phase eine obligatorische *negative Stickstoff-Bilanz* zugeschrieben, die jedoch nicht bei jedem Fall vorhanden zu sein braucht. Aus den schönen Untersuchungen von ABBOTT [1,2] geht aber hervor, daß eine solche katabole Veränderung vorwiegend durch das Zusammenspiel verschiedener Faktoren gesteuert wird, nämlich Geschlecht, Ernährungszustand, postoperatives Fasten und Komplikationen wie Hämorrhagien, Dehydratation, Anoxie, Fieber, Infekt usw. Der guternährte Patient verliert viel mehr Stickstoff als der kachektische mit schlechter Ausgangssituation. Die Dauer der katabolen Phase ist wie deren Intensität von denselben Faktoren abhängig: je nach Schwere der Operation und Komplikationen, Kalorien-, Stickstoff-, K-, Na- und Glukosezufuhr schwankt sie zwischen einer und mehreren Wochen. Bei unkompliziertem postoperativem Verlauf streckt sie sich über 1—3 Wochen aus. Die Stickstoffverluste betragen normalerweise 7—10 g pro Tag, können aber auf 20—30 g/Tag steigen.

*Katecholamine:* Nach einem körperlichen wie nach einem psychischen Stimulus steigt die Adrenalinkonzentration im Serum von 0—1,5 gamma/l auf 5 gamma/l und diejenige des Noradrenalins von 1 bis 5 gamma/l auf etwa 25 gamma/l. Die Urinausscheidung, die für Adrenalin 15 gamma/Tag und für Noradrenalin 25—50 gamma/Tag beträgt, kann gewaltig ansteigen: Am 1. Tag nach Verbrennungen z. B. 600—700 gamma/Tag Adrenalin bzw. 150—200 gamma/Tag Nor-

---

[1] ABBOTT, W. E., and K. ALBERTSEN: Intravenous protein alimentation. Nutr. et Dieta (Basel) 5, 339 (1963).

[2] ABBOTT, W. E., S. LEVEY, and H. KRIEGER: Metabolic changes in surgical patients in relation to water, electrolytes, nitrogen and caloric intake. In: MOORE, F. D.: Metabolism in the post-traumatic state, p. 65. New York and London: Grune and Stratton 1960.

adrenalin. Hämorrhagie, Trauma, Schock, Aufregung. Äthernarkose erhöhen die Katecholaminproduktion; Barbiturate senken sie.

*17-Hydroxycorticoide:* Normalerweise 5—15 gamma% im Serum. Bereits einige Minuten nach Narkosebeginn bzw. nach Operationsbeginn begegnet man Serumwerten von 30—80 gamma%. Die postoperative Urinausscheidung beträgt dementsprechend 40—60 mg/Tag während 2—4 Tagen anstatt 10—20 mg/Tag.

*Eosinophilie:* Unmittelbar nach der Operation ist ein Eosinophilenabfall von 100—300 pro mm³ (Normalwert) auf 0 häufig anzutreffen. 4—6 Tage später findet sich wiederum ein normaler Eosinophilenbestand im peripheren Blut. Zu bemerken ist, daß die Eosinopenie besonders dann zu beobachten ist, wenn postoperative Komplikationen wie Sepsis, Atelektase, Thrombophlebitis, Wunddehiszenz usw. auftreten.

Da die erwähnten Veränderungen nach ACTH, Cortison und Compound-F-(=Cortisol) Injektion bzw. bei Überfunktion der Nebennierenrinde gleich anzutreffen sind, liegt es auf der Hand anzunehmen, sie seien durch eine vermehrte, stressbedingte ACTH-Ausschüttung und anschließenden Hypercortizismus verursacht. Simultaneität ist aber mit Kausalität nicht identisch, und eine allzu schematische Einteilung des sog. Adaptationssyndroms [1] entspricht der Realität nicht. Die an Hypophysektomierten und bilateral Adrenalektomierten gewonnenen Erfahrungen haben uns gezeigt [2,3,4], daß die gleichen hormonalen Veränderungen zu finden waren, wenn den Patienten eine bestimmte Corticoiddosis zugeführt wurde. Sogar bei der Addison-Krankheit ist das gleiche Verhalten beobachtet worden [5]. Die Frage, ob Aldosteron außerhalb der Nebennierenrinde produ-

---

[1] SELYE, H.: Stress. Aufl. 1 (Acta inc. Montreal, 1950).
[2] ROBSON, J. S., H. A. DUDLEY, D. B. HORN, and C. P. STEWART: The metabolic response to adrenalectomy and hypophysectomy. Clin. chim. Acta 1, 533 (1956).
[3] MASON, A. S.: Metabolic response to total adrenalectomy and hypophysectomy. Lancet II, 632 (1955).
[4] WILSON, G. M.: In MOORE, F. D. et al: Discussion on the endocrine response to trauma. Proc. roy. Soc. Med. 48, 819 (1955).
[5] RANDALL, R. E., and S. PAPPER: Mechanism of postoperative limitation of sodium excretion: The role of extracellular fluid volume and of adrenocortical activity. J. clin. Invest. 37, 1628 (1958).

ziert werden kann, wird verneint[1]: Im Stadium der stärkeren postoperativen Na-Retention werden sehr niedrige Aldosteronwerte im Urin von bilateral adrenalektomierten Patienten gefunden. Im übrigen wurde festgestellt, daß eine erhöhte Aldosteronausscheidung nicht immer mit einer positiven Na-Bilanz einhergeht. Die Nebennierenrindenhormone scheinen also bei der postoperativen Phase *keine ursächliche Bedeutung* zu haben, sondern üben eine indirekte Wirkung aus, indem sie für den typischen Ablauf der erwähnten Veränderungen einfach vorhanden sein müssen. Deshalb reden die angelsächsischen Autoren von einer *permissiven* Wirkung der Corticosteroide [2].

**Gruber:** Wenn wir uns merken, daß Wasser und Natrium unter dem Einfluß von Operation und Narkose, von Anästhetika und Schmerzmitteln retiniert werden, haben wir etwas Wesentliches erfaßt. Passen wir also unsere *Verordnungen vom Ende der Operation bis und mit dem 1. postoperativen Tag* diesen Tatsachen an! Die Abteilungsschwester möchte wissen, ob sie die erste Infusion — sie läuft noch — wegnehmen und etwas anderes anhängen oder etwas zufügen soll.

### Unmittelbar postoperative Verordnungen

**Gigon:** In den ersten 24 Stunden führen wir total $1^1/_2$—2 l Wasser zu, ungefähr 50 mval Natrium und gleich viel Chlorid, dagegen *kein Kalium*. Die Kalorienzufuhr ist unter diesen Umständen weitaus ungenügend: 2 l 5%ige Glukose liefern nur 400 Kalorien.

**Allgöwer:** Theoretisch bin ich mit diesem Vorgehen sehr einverstanden, aber in unseren Spitälern können wir nicht unbeschränkt viele Infusionslösungen vorrätig halten. Verwenden Sie hier nun Ihre *Glukoselösung mit Zusatzampullen?* Wäre es absolut falsch, auch am 1. Tag ein bißchen Kalium dabei zu haben? Ich frage dies aus praktischen Überlegungen für die mittleren Spitäler, die für den Notfall nur eine einzige Lösung auf Lager haben können, die z. B. 15—20 mval K enthält.

---

[1] DUDLEY, H. A. F., J. S. ROBSON, M. SMITH, and C. P. STEWART: The permissive role of adrenal cortical hormones after injury in man. In MOORE, F. D.: Metabolism in the posttraumatic state, p. 112. New York and London: Grune and Stratton 1960.
[2] ZIMMERMANN, B., J. H. CASEY, H. S. BLOCK, E. Y. BICKEL, and K. COVRIK: Excretion of aldosterone by the postoperative patients. Surg. Forum 6, 3 (1956).

**Gigon:** 15 mval Kalium entsprechen ungefähr 1 g K-Chlorid (1 g K-Chlorid = 13,4 mval K bzw. Cl), sind also eine geringe Menge. Das Risiko einer Kaliumüberdosierung ist damit klein. Wenn wir aber während der Operation reichlich haben transfundieren müssen oder in der Zwischenzeit ein Blutdruckabfall eingetreten ist, so daß wir nicht voraussehen können, ob ein *Nierenschaden* zu erwarten ist, würde ich am *1. und 2. Tag nach der Operation kein Kalium* geben.

**Gruber:** Die Antwort auf diese Frage läßt sich demnach ungefähr so zusammenfassen: In allen Fällen, wo ein komplikationsloser postoperativer Verlauf angenommen werden darf, macht es absolut nichts, wenn wir in den ersten 24 Stunden 20 oder auch 30 mval Kalium zuführen. Wenn dagegen die geringsten Zweifel an einer normalen Nierenfunktion nach der Operation bestehen, sollte man davon absehen, Kalium schon zu Beginn zu infundieren.

Unser Patient hat inzwischen eine gute Nacht verbracht und die von uns verordneten Infusionsmengen erhalten. Am nächsten Morgen kommt Herr ENDERLIN auf die Station, wo ihm die Schwester sogleich meldet, *der Mann habe seit Mitternacht ständig über Durst geklagt.* Ob sie ihm noch 1/2 l 5%ige Glukose geben dürfe?

## Durst und Überwässerung

**Enderlin:** Wenn es stimmt, daß schon in der ersten Nacht über erheblichen Durst geklagt wurde, wird man sich den Patienten genau ansehen und überlegen müssen, ob die verabreichte Flüssigkeitsmenge zu gering war. Unerwartet starke Exsudation ins Wundgebiet, Fieberanstieg mit Schwitzen oder protrahierte Nachblutungen können die Ursache sein. In diesem Falle würde der Durst nachträglich bestätigen, daß eine unvorhergesehene Reaktion abgelaufen und die Gelegenheit, sie sofort zu realisieren und zu behandeln, verpaßt ist.

In den meisten Fällen indessen besagt ein geringes postoperatives Durstgefühl nichts. Gewisse Patienten sind recht empfindlich. Die durch die Nase eingelegte Magensonde stört; sie atmen durch den Mund und leiden an den Rückwirkungen des prämedizierten Atropins. Durstgefühl kann demnach eine ganze Reihe von Ursachen haben. Ich würde die seit der Operation abgesonderte Urinmenge feststellen, den Hämatokrit bestimmen lassen und Mundschleimhaut sowie Augenbulbi prüfen. Wenn sich dabei nichts Auffälliges ergibt, sind Klagen über Durst nicht tragisch zu nehmen; Entfernung der Magensonde, Mundpflege und ein aufmunterndes Wort tragen rasch zur Besserung bei.

**Gruber:** *Durst ist bei frischoperierten Patienten also nicht unbedingt gleichzusetzen mit Wassermangel.* Bei gesunden Individuen ist das Durstgefühl ein ausgezeichneter Anhaltspunkt für den Wasserbedarf; bei Frischoperierten dagegen, die noch unter der Nachwirkung von Anästhetika und Atropin stehen, muß man mit zusätzlicher Wasserzufuhr in diesen 24 Stunden sehr vorsichtig sein. Wir wissen nun ja, daß in dieser Phase Wasser und gleichzeitig auch Natrium retiniert werden. Die Patienten können in dieser Zeit sehr *schnell und stark überwässert* werden; wir müssen uns dann nicht wundern, wenn solche Leute am 2. oder 3. Tag plötzlich schlaff und abgekämpft im Bett liegen. Wir werden im Serum Natriumwerte von 130 oder 135 finden. In dieser Überwässerung ist eine häufige Ursache für relativ harmlose postoperative Komplikationen zu suchen.

**Allgöwer:** In der Zeit von 1950—1955 galt das große Schlagwort: Der Patient braucht keinen Durst zu haben! Das stimmt an sich schon, und wir haben z. T. sogar unsere Infusionspläne danach gerichtet. Aber es hat sich später herausgestellt, daß wir im allgemeinen eine zu enthusiastische Infusionstherapie treiben, wenn wir den Durst ganz unterdrücken. Es hat kürzlich jemand sehr geistreich festgestellt, daß ein wenig Durst höchstens den „public relations" eines Spitals schade, nicht aber dem Patienten! *Überwässerung ist immer viel gefährlicher als ein leichter Flüssigkeitsmangel,* und aus diesem Grund ist der Patient eher auf der trockenen Seite zu halten.

**Gruber:** Der Patient hat also kein Wasser bekommen — man hat ihm erklärt, daß das trockene Gefühl im Mund am ersten Morgen nach der Operation eine ganz natürliche Reaktion sei.

Der Assistent, der Visite macht, soll nun die Verordnungen für die zweiten 24 Std. geben. An diesem Punkt müssen wir uns kurz überlegen, welche Möglichkeiten uns heute zur Verfügung stehen, um solche Infusionspläne aufzustellen und was dabei zu berücksichtigen ist — Sie wissen, die Schwestern wechseln am Sonntag, die Assistenten sind nicht immer da — *Wie erreichen wir es, daß unsere Verordnungen auf der Abteilung tatsächlich eingehalten werden? Wie können wir nachträglich kontrollieren, was der Patient tatsächlich erhalten hat?*

## Bilanzblatt

**Allgöwer:** Es ist sicher eines der großen Probleme, wie wir die Übersicht behalten über diese Fälle, und das einzig Zuverlässige, was wir tun können und gerade bei dem häufigen Wechsel unseres Personals tun müssen, besteht in der *Führung eines genauen Bilanzblattes*. Ich möchte nun aber nicht mißverstanden werden: Das Bilanzblatt gehört zum *komplizierten Fall;* wir werden uns hüten, jeden Blinddarm oder auch jede einfache Magenresektion unbedingt mit einem Bilanzblatt zu versehen. Aber immer dann, wenn es gilt, einen Ileus zu behandeln, oder nach jeder schweren Operation tun wir gut daran, ein Bilanzblatt zu führen. Es ist nicht leicht, das Bilanzblatt mühelos zu lesen und sofort zu interpretieren. Ein Bilanzblatt, das Sie erst am anderen Morgen zusammengezählt überblicken können, nützt im Grund genommen sehr wenig, wenn Sie am Nachmittag um 4 Uhr den Patienten in schlechtem Zustand finden und sogleich wissen möchten, wo er wirklich steht.

Sie sollten wissen, wieviel Flüssigkeit aus jeder der einzelnen Flaschen die angehängt sind, bereits eingelaufen ist. Dies ist möglich, wenn der Beginn jeder Infusion aufgezeichnet ist. Wird eine Infusion vorübergehend gestoppt oder nur teilweise verwendet, so muß das Ende der Infusionszeit ebenfalls markiert und die eingelaufene Menge daneben notiert sein. Ebenso wird am Ende jeder Infusionsflasche die eingelaufene Menge in ml in das Bilanzblatt eingetragen. Die Aufzeichnung und Verwertung von *Blut- und Plasmagaben* auf den Bilanzblättern sind immer eine etwas schwierige Sache. Behandeln wir einen Unterernährten mit Blut und Plasma, so gehört das selbstverständlich in das Bilanzblatt hinein. Geht aber ein Liter Blut verloren und wird er unverzüglich wieder ersetzt, so können wir ein mißverständliches Bilanzblatt bekommen, wenn wir nur die Zufuhr angeben. Wir müssen bei Blut- und Plasmaverlusten immer daran denken, daß das Bilanzblatt in dieser Beziehung oft zu optimistisch aussieht. Schließlich gibt es noch einen Begriff, der manchmal zu Mißverständnissen führt: es ist das *endogene Wasser*. Sie haben schon von Herrn GIGON gehört, daß der tägliche Anfall von endogenem Wasser ungefähr 300 ml beträgt. Wenn wir aber einen Patienten ausschließlich intravenös ernähren und dieser Patient abnimmt, so müssen wir uns daran erinnern, daß *pro kg Gewichtsverlust* im allgemeinen *1 Liter elektrolytfreies Wasser* entsteht (bei Proteinen und Kohlenhydraten ungefähr 850 ml/kg, bei Fett 1050 ml/kg). Diese Tatsach ist mit dafür verantwortlich, daß bei Patienten nach schweren Operationen und längeren Infusionsperioden gern eine Hyponatriämie auftritt.

Die *Ausfuhrseite* ist klar: Urin wird genau eingetragen, die Perspiratio insensibilis ist zu berücksichtigen entsprechend den Ausführungen von Herrn GIGON. Sekretionen aus Wunden und Fisteln, die in ihrer Menge immer recht schwer zu erfassen sind, müssen möglichst genau registriert werden. Sonden saugen im allgemeinen mehr ab, als wir annehmen, und bei geschwächten Patienten ist ein Ersatz nach Faustregeln mit „Patent-Infusionen" zu ungenau. Bei kritischen Patienten und bei größeren Verlusten (z. B. auch bei großen Urinmengen) müssen Natrium und Kalium in den Exkreten bestimmt werden, damit der tägliche Verlust genau ersetzt werden kann. Bei dem Entwurf eines Bilanzblattes muß man daran denken, daß halbstündliche Aufzeichnungen unter Umständen notwendig sind.

**Gewichtskontrolle**

Das Führen eines Bilanzblattes scheint theoretisch einfach und klar, aber es ist erstaunlich, wie oft trotzdem etwas nicht stimmt. Somit gehört zu einem Bilanzblatt auch die notwendige *Kontrolle*. Sie erfolgt einerseits durch die zuständigen Ärzte, aber anderseits sollte noch eine weitere Kontrolle eingebaut werden, die im Grunde genommen sehr einfach ist: *das tägliche Wägen des Patienten*. Wir machen uns dieses tägliche Wägen in unseren Spitälern noch zu wenig nutzbar. Die Anschaffung einer genauen Patientenwaage ist im Alltag derart nützlich, daß jedes Spital, in dem schwere Fälle gepflegt werden, eine solche besitzen sollte. Hat man sich einmal an den Gebrauch der Waage gewöhnt, so möchte man sie zur Überwachung des Flüssigkeitshaushaltes kritischer Patienten nicht mehr missen. Wenn ein Patient am Morgen 57 kg gewogen hat und bis zum Abend auf 59 kg angestiegen ist, so hat man ihn wahrscheinlich überladen. Das passiert viel häufiger, als man glauben möchte. Nimmt ein Patient an einem Tag plötzlich 2—4 kg ab, ohne daß er aus internistischen Gründen ausgeschwemmt wurde, dann müssen Sie annehmen, daß ein großer Infusionsfehler vorliegt. Dies kann in der sogenannten polyurischen Phase der Nierenschädigung leicht passieren. *Rasche Gewichtsverluste bei unseren chirurgischen Patienten sind immer Folge von Wasserverschiebungen, die fast ausnahmslos unerwünscht sind.* Es führt dieser Zustand sehr leicht zur extremen *Hyponatriämie* und *Hyperkaliämie*. Die wichtigsten Punkte in der Behandlung einer solchen polyurischen Phase sind: das genaue Bilanzblatt, die zweimalige Kontrolle des Körpergewichtes (Abmagerung nicht mehr als 300 g pro Tag), das Ionogramm des Blutes und auch das Ionogramm des Urins sowie der Hämatokrit. Die Elektrolytzufuhr hält sich genau an die Ausfuhr des Vortages, die Flüssigkeitszufuhr liegt ca. 1000 ml über der Ausfuhr des Vortages.

Als technische Angabe sei noch hinzugefügt, daß es sich bei der in Chur benützten Patientenwaage um das im Bürgerspital Basel entwickelte Modell handelt. Die Einzelteile der Patientenauflage können sehr schonend unter den liegenden Patienten gebracht werden, und dann erst wird das ganze verbunden und hochgeschraubt. Die Wägung erfolgt auf ca. 50 g genau.

**Veragut:** Vielleicht sollte man noch präzisieren, daß nicht alle Störungen mit der Waage aufgedeckt werden können, denn wir erhalten damit nur Auskunft über Verluste nach außen oder Retention. Die Waage gibt uns aber keinen Aufschluß über Verschiebungen innerhalb des Körpers, z. B. Verluste in den „third space", so bei Ödembildung usw.

**Allgöwer:** Ich bin sehr froh über diese Gedächtnishilfe: Die Waage ist dann relativ unergiebig, wenn es sich um einen zunehmenden Ileus oder um eine Verbrennung handelt, weil dann notwendigerweise der Patient schwerer wird. Aber die Kontrolle über die Verschiebung ist doch sehr nützlich. Es ist jedoch richtig, daß wir die Therapie bei zunehmender Exsudation in den Darm, in das Peritoneum (Peritonitis), in Haut und Subkutangewebe (Verbrennung) nicht nach den Angaben der Waage richten können, d. h. wir dürfen dies erst nach Abschluß der Exsudationsphase.

**Gruber:** Es sind inzwischen über die bisher besprochenen Probleme einige Fragen eingegangen, aus denen hervorgeht, daß wir unser Thema noch längst nicht ausgeschöpft haben. Herr ENDERLIN, sollen bei Patienten, die notfallmäßig *Cortison* erhalten haben und dann sofort operiert werden müssen, im Infusionsplan noch irgendwelche anderen Vorkehrungen getroffen werden?

**Enderlin:** Ich glaube nicht, daß man dies berücksichtigen muß. In einem derartigen Fall würden wir weder unsere Infusionstaktik noch die Indikation zur Operation ändern. Auf der Notfallstation werden in der Regel nur Operationen durchgeführt, die sich nicht aufschieben lassen. Ein unter Umständen lebenswichtiger Eingriff darf auch dann nicht verzögert werden, wenn der Patient Cortison erhalten hat. Die Natrium-Rentention durch Steroide fällt bei derartigen Situationen nicht ins Gewicht.

**Gruber:** Eine weitere Frage an Herrn ENDERLIN bezieht sich auf den *Kaliumgehalt der Bluttransfusionen;* älteres Blut enthält bekanntlich mehr Kalium. Von anderer Seite wird bezweifelt, ob man anfänglich unbedingt so zurückhaltend sein soll. Wir haben bereits betont, daß Kalium überall dort, wo keine Nierenschädigung zu befürchten ist, ohne Bedenken von Anfang an gegeben werden darf. Haben Sie in bezug auf die Blutkonserven noch etwas hinzuzufügen?

**Enderlin:** In der Regel können wir das Alter der uns zur Verfügung gestellten Blutkonserven nicht auswählen; wir müssen nehmen, was uns angeboten wird. Ohne Zweifel hat es in älteren Konserven eine beträchtliche Menge Kalium. Es scheint mir aber unrealistisch, mit dieser Argumentation auch dann eine frühzeitige Kaliumzufuhr zu befürworten, wenn wir sie vermeiden könnten.

**Gruber:** Von anderer Seite wird gefragt, ob die ungenügende *postoperative Flüssigkeitszufuhr* der ersten 2—3 Tage irgendwelche Gefahren oder Risiken mit sich bringe. Es sei nochmals betont, daß sie nicht tatsächlich, sondern *nur scheinbar ungenügend* ist. Wir führen weniger zu als beim Gesunden nötig ist, aber der Frischoperierte bildet eben aus dem Gewebeabbau selber freies Wasser und scheidet zudem weniger aus, so daß uns trotzdem so viel Wasser zur Verfügung steht, wie wenn wir dem Standardmenschen $2^1/_2$ l zuführen.

Auch für Herrn GIGON sind zwei Fragen eingelaufen. Die eine betrifft die *Perspiratio insensibilis:*

**Gigon:** Es wird gefragt, *wieviele ml Wasser pro Grad Temperaturerhöhung* zugeführt werden sollten. Diese Frage ist sehr schwer zu beantworten, weil der zusätzliche Bedarf an Wasser nicht nur von der Körperoberfläche, vom Gewicht und von der Stoffwechselsituation des Patienten, sondern auch von der Außentemperatur, der Luftfeuchtigkeit und vom atmosphärischen Druck abhängt. Es gibt nur eine Methode, diese Frage am Bett des Patienten genau zu beantworten: Das ist, wie Professor ALLGÖWER bereits betont hat, die *regelmäßige Gewichtskontrolle,* und zudem der *klinische Eindruck* des Patienten: Hautturgor, Schleimhäute, Bulbusdruck. Die Erfahrung zeigt, daß eine zusätzliche Wassermenge von 300—500 ml erforderlich ist, wenn die Temperatur um 1 Grad erhöht ist. Solche Zahlen sind aber mit extremer Vorsicht anzuwenden. Wir richten uns eher nach dem klinischen und biochemischen Zustand des Patienten.

**Gruber:** Ist es ein Fehler, am Operationstag keine Elektrolyte zuzuführen?

**Gigon:** Wenn keine Komplikationen zu erwarten sind, nein. Aber ich sehe nicht, warum man keine Elektrolyte geben soll. Die oben angegebene Elektrolytdosierung befindet sich an der unteren physiologischen Grenze. Sie erlaubt uns also einen im weiteren Verlauf eventuell auftretenden Salzmangel ebenso wie einen Salzüberschuß schneller zu korrigieren.

**Gruber:** Wir möchten natürlich möglichst physiologische Bedingungen aufrechterhalten. Die geringe Urinmenge, die nach einer Operation ausgeschieden wird — Sie wissen, daß sie nach einer einfachen Magenoperation normalerweise in den ersten 24 Stunden etwa 500 bis 800 ml beträgt — enthält selbstverständlich auch etwas Natrium, und wir sehen keinen Grund, weshalb diese Menge nicht von Anfang an ersetzt werden sollte.

Nun stellt sich weiter die Frage, nach welchen Anhaltspunkten wir spezielle Verluste durch Sonden, Fistelflüssigkeiten usw. ersetzen können. Herr MÜLLER, wollen Sie uns bitte sagen, wie wir uns da zu verhalten haben und welche Faustregeln wir uns eventuell merken können!

## Zusammensetzung der Körperflüssigkeiten

**Müller:** Damit wir die postoperativen Verluste ersetzen können, müssen wir in erster Linie die ungefähre *Zusammensetzung der betreffenden Körperflüssigkeiten* kennen. Allgemein kann gesagt werden, daß sich diese den Serumkonzentrationen punkto Elektrolyte mehr oder weniger angleichen. *Magensaft* z. B. ist sauer, wird produziert in Mengen von 300—2500 ml, wobei die Natrium-Konzentration zwischen 60—90 mval/l schwankt, je nachdem, ob der Magensaft normazid ist oder ob eine Anazidität vorliegt — beim anaziden Magensaft haben wir eher eine höhere Natrium-Konzentration. Die Kaliumwerte sind im Magensaft ungefähr gleich wie im Blut, d. h. 5—10 mval, im hypaziden Magensaft bis zu 30 oder 40 mval; Chlorid ist im Überschuß vorhanden: ca. 115 mval im normalen, ca. 100 mval im anaziden Magensaft. Er kann also grundsätzlich durch eine etwas verdünnte isotonische Kochsalzlösung, z. B. durch

²/₃ isotonische Kochsalzlösung und ¹/₃ Glukose ersetzt werden, wenn kein Gastrofusine verfügbar ist.

Im *Dünndarmsekret* haben wir höhere Natriumwerte von 110 bis 120 mval, was praktisch der Natriumkonzentration im extrazellulären Raum entspricht. Das K beträgt etwa 15 mval, das Chlorid etwa 105 mval, zudem haben wir noch 10—14 mval Bikarbonat. Je mehr wir im Darmabschnitt nach distal gehen — also z. B. bei einer frischen Ileostomie — erhöht sich die Elektrolytkonzentration (Na bis 120, K bis 30 und Chlorid ebenfalls bis zu 120 mval). Bei der Coecostomie finden wir die Elektrolyte weniger konzentriert: 80 mval Na, 10 mval K und 45 mval Chlorid, dazu 10—20 mval Bikarbonat. Wichtig ist noch die Zusammensetzung der *Galle*, die punkto Elektrolytgehalt dem Plasma am nächsten kommt: 145 mval Na, 5 mval K, 100 mval Cl und ca. 40 mval Bikarbonat.

*Pankreassekret* ist der einzige Saft im Körper, der eine höhere Natriumkonzentration erreichen kann als Plasma. Wir können Natriumwerte bis 180 mval finden, dabei den relativ niedrigen Chloridwert von 75 mval, anderseits einen hohen Bikarbonatgehalt von ca. 70 mval. Zusammenfassend können wir sagen, *daß sämtliche Darmsäfte eher hypoton und — mit Ausnahme des Magensaftes — leicht alkalisch sind*. Das sind alles approximative Zahlen, und wir müssen, wie bereits früher ausgeführt, z. B. bei einer Ileostomie oder einer Miller-Abbot-Sonde mit langanhaltenden und großen Verlusten, unbedingt *Ionogramme der Sekrete* bestimmen, wenn wir uns punkto Elektrolytgehalt mit unserer Ersatztherapie nicht gewaltig verrechnen wollen.

**Gruber:** Eine Frage an Herrn Professor ALLGÖWER betrifft das Problem der Gewichtsbestimmung des Patienten. Was sei zu tun, wenn man keine Waage habe?

**Allgöwer:** Ich möchte sagen: Am besten eine kaufen! Aber das ist natürlich leicht gesagt. Es wird hier gefragt, ob man nicht mit dem *Venen- oder Liquordruck* die Bilanz etwas überprüfen könne. Der Venendruck ist selbstverständlich ein guter Indikator der hämodynamischen Verhältnisse, und wir werden am Nachmittag darauf noch eingehend zu sprechen kommen. Aber bei einem gesunden Kreislauf braucht es sehr viel, bis Sie einen pathologischen Venendruck bekommen. Sie können mit Ihrer Bilanz ziemlich weit daneben sein und immer noch einen normalen Venendruck haben, unbedingt zuverlässig ist er also auch nicht. Ich kann Ihnen leider keinen Ersatz für die Patientenwaage, kein abgekürztes Verfahren, empfehlen.

**Gruber:** Welche Mengen an Wasser für die *intraoperative Verdampfung bei offenen Bauchhöhlen* zu verrechnen seien, möchte jemand von Herrn GIGON wissen!
**Gigon:** Bei größeren Operationen, mit eröffneter Bauchhöhle z. B., müssen wir mit größeren Verlusten durch Verdunstung rechnen. Wenn wir diesen Verlust als sehr hoch einschätzen, bestimmen wir mit Vorteil nochmals das Körpergewicht des Patienten; beträgt er aber nur 200—300 ml, so können wir ihn meiner Ansicht nach vernachlässigen.
**Gruber:** Nun aber möchten wir endlich die Verordnungen für den ersten postoperativen Tag haben. Herr GIGON, wollen Sie sich dazu noch kurz äußern!

### Verordnungen für den ersten postoperativen Tag

*Hält die Wasserretention an, die wir am Operationstag beobachtet haben, und wie steht es mit der Natriumretention?* Ist sie weiter zu berücksichtigen, oder erhält der Patient nun die seinem Körpergewicht entsprechende Menge an Elektrolyten und Wasser wie ein internistischer Patient?

### Wasser- und Natrium-Retention

**Gigon:** Die Natriumretention hält am Tag nach der Operation meistens noch an, die Wasserretention ist weniger ausgeprägt. Wir richten uns nach der täglichen Urinmenge: Wenn der Patient eine bestimmte Menge ausgeschieden hat, wenn keine Verluste durch Fisteln, Drains oder Sonden entstehen, wenn er kein Fieber hat und nicht abnorm schwitzt, geben wir *zusätzlich etwa 800 ml Wasser zur festgestellten Urinmenge*. Diese Urinmenge könnte z. B. am Morgen nach der Operation 700 ml betragen, also geben wir 1500 ml. Dazu erhält der Patient wiederum *70 mval Natrium und Chlorid*.
**Gruber:** In welchen Fällen halten Sie sich an diese Regel; gilt sie z. B. für eine Appendektomie ebenso wie für eine totale Magenresektion, oder welches sind die Unterschiede? Ist die Wasserretention bei größeren Operationen stärker?
**Gigon:** Auf Grund unserer Erfahrungen haben wir noch keine allgemein gültigen Regeln aufbauen können. Wir sind immer wieder erstaunt zu sehen, daß die Diurese nach großen Eingriffen von Anfang an sehr gut, nach kleinen Operationen dagegen oft sehr niedrig

sein kann. Wie vorher gesagt, kann das Fasten allein einen ebenso großen Einfluß wie die Operation selber ausüben.

**Enderlin:** In praxi ist es doch so, daß am ersten Tag nach einer unkomplizierten Appendektomie höchstens 1 Liter Flüssigkeit i.v. verabreicht wird, manchmal auch gar nichts. Viele Appendektomierte beginnen schon am Abend des Operationstages löffelweise Tee durch den Mund zu nehmen. *Bei größeren Eingriffen* rechnen wir damit, den Patienten während mehrerer Tage intravenös ernähren zu müssen. In diesen Fällen *forcieren wir die frühe perorale Zufuhr nicht;* Blähungen, Darmkrämpfe und Erbrechen, Singultus und Rückwirkungen auf die Zwerchfellatmung sind die Folge.

**Gruber:** Eine weitere Frage an Herrn Gigon: Ist das *spezifische Gewicht im Urin* ein guter Anhaltspunkt, um sich ein Bild zu machen über den Wasserbedarf?

**Gigon:** Das spezifische Gewicht ist nur dann verläßlich, wenn der Patient keine Proteinurie, keine Glukosurie und keine Ausscheidung von hochmolekularen Substanzen hat. Bekanntlich wird das spezifische Gewicht durch 3,9 g/l Protein, bzw. 2,7 g/l Glukose um eine Einheit erhöht. Patienten, die Rheomacrodex oder ähnliche Substanzen bekommen haben, können einen Urin mit sehr hohem spezifischem Gewicht (bis 1,045) ausscheiden, welches einer Isosthenurie ohne weiteres entsprechen kann. Man sollte sich also eher nach der *Urinosmolarität* richten, die am Fiske-Osmometer bestimmt wird und eine einfache, zuverlässige und rasche Untersuchungsmethode darstellt.

**Gruber:** Mehrere Fragen beschäftigen sich mit dem Problem des *Kaliumhaushaltes.* Ich darf Herrn VERAGUT bitten, kurz dazu Stellung zu nehmen und uns die wesentlichsten Gesichtspunkte zu erläutern. Die Fragen lassen sich ungefähr so auf einen Nenner bringen: *Welche Möglichkeiten stehen uns zur Verfügung, um Störungen im Kalium-Haushalt postoperativ möglichst leicht zu erfassen?*

### Spezielle Probleme des Kalium-Haushaltes

**Veragut:** Ich möchte vorgängig noch einige andere Fragen beantworten; eine erste lautet: Wie kann man Auskunft erhalten über den Kaliumgehalt im Körper, wenn der extrazelluläre Kaliumgehalt keinen guten Aufschluß gibt? Die beste Methode bestünde natürlich darin, den Kaliumgehalt an Hand von radioaktivem K zu bestim-

men. Das ist aber eine komplizierte und zeitraubende Sache; im übrigen ist sie auch nicht in jedem Fall nötig, und man nimmt wahrscheinlich besser eine *gute Anamnese* auf.
Die Ätiologie der Kaliumverarmung liegt entweder in verminderter Zu- oder vermehrter Ausfuhr. Eine *verminderte Zufuhr* besteht in der postoperativen Phase, wo der Patient kein Kalium erhält und eine Woche oder noch länger an Infusionen hängt. In solchen Fällen kann der K-Spiegel beträchtlich sinken. Auch bei starkem Erbrechen kann K-Mangel auftreten, wobei hier gleichzeitig noch eine Alkalose besteht, die ihrerseits durch Verlagerung von intrazellulären K-Ionen nach extrazellulär und umgekehrten H-Ionenfluß verstärkt wird. Ferner wird K-Mangel beobachtet bei Resorptionsstörungen oder übermäßigem Gebrauch von Laxantien.
Die *vermehrte Ausfuhr* kann über verschiedene Wege gehen, z. B. *enteral* wegen Fisteln, Durchfällen usw., *renal* z. B. bei tubulären Nierenschädigungen im Anschluß an eine Schockphase. Fälle von primärem oder sekundärem Hyperaldosteronismus, dekompensiertem Diabetes mellitus oder Abusus von Saluretika sind in der Chirurgie seltener.
Die Diagnose kann weitgehend aus der Anamnese vermutet werden. Im übrigen ist der Laborwert trotz der eingangs erwähnten Bedenken oft ein guter Hinweis. Es ist nicht so, daß man ihm überhaupt nicht vertrauen könnte.

**Bedeutung des EKG**

Ein weiteres Kriterium ist das EKG, und es fragt sich überhaupt, ob das EKG nicht der feinere Indikator sei als der Serum-Kaliumwert. Diese Frage läßt sich kaum eindeutig beantworten. Wenn im EKG Veränderungen auftreten, dann ist tatsächlich eine Störung des Elektrolytstoffwechsels eingetreten. Das EKG ist ein relativ später Indikator, aber wenn er erscheint, dann ist er sicher. Lassen Sie mich noch schnell die *Kriterien der Hyperkaliämie* erwähnen: Höhere T-Zacke bei leicht verkürzter QT-Zeit, zur Verkürzung neigende Repolarisation, in extremen Fällen negative ST-Strecke. Bei der *Hypokaliämie* sind die Veränderungen teilweise entgegengesetzt: QT-Zeit tendiert zur Verlängerung, wobei die T-Welle abgeflacht bis negativ sein kann und mit einer verschmolzenen U-Welle zusammenfällt, was ebenfalls als verlängerte QT-Zeit imponiert.

Noch eine andere Frage ist mir gestellt worden: Sollte man, um den K-Gehalt sicher zu beurteilen, nicht den *K-Gehalt der Erythrozyten* bestimmen? Tatsächlich sind eigentlich die Elektrolyte im intrazellulären Raum, wie wir sie in Tabellen antreffen, vielfach der Ausdruck der Situation, die in den Erythrozyten vorliegt. Für den praktischen Gebrauch dürfte dies jedoch schwierig sein, da es nicht leicht ist, die Erythrozytenmasse zu normieren, d. h. beim Zentrifugieren des Blutes ist gewichtsmäßig immer noch ein beträchtlicher Anteil Plasma, sogenanntes „trapped plasma", zwischen den Erythrozyten vorhanden und verdünnt die Erythrozytenmasse. Diese Menge hängt ab von der Qualität der Zentrifuge, der Zentrifugierdauer und der technischen Handhabung. Ich würde sagen, das Verfahren sei für den routinemäßigen Gebrauch *zu kompliziert*. Außerdem haben sich in unserem Labor widersprechende Resultate ergeben.

**Allgöwer:** Ich möchte Herrn VERAGUT meinerseits fragen: Diese Kaliumbestimmungen irritieren uns in der Alltagsmedizin ja ziemlich stark — wir können hohe, wir können tiefe Werte haben und sind uns nie ganz sicher, wieweit wir sie für unsere Therapievorschriften tatsächlich verwerten können. *Wie beeinflussen Alkalose und Azidose die K-Werte*, und wären Sie damit einverstanden, daß ohne Azidose ein tiefer Kaliumwert immer einen K-Mangel anzeigt?

**Veragut:** Das ist eine heikle Frage, und ich kann sie nur insoweit eindeutig beantworten, daß *Azidose mit einer Hyperkaliämie einhergeht* — Ausnahme, wie erwähnt, Diabetes — und es gibt hierfür keine hundertprozentige Erklärung. Es wird gesagt, daß der Austausch von K und Na durch die Zellmembran so vor sich geht, daß 3 K-Ionen sich gegen 2 Na-Ionen und 1 H-Ion austauschen, und es besteht bei einer Hyperkaliämie die Tendenz, dieses Kalium durch die Nieren auszuscheiden. Wenn Kalium ausgeschieden wird, werden Na und H resorbiert, wobei eine Erhöhung der H-Ionenkonzentration entsteht. Ein ähnlicher Mechanismus besteht zwischen dem intrazellulären Raum überhaupt und dem extrazellulären System. Ich glaube, wenn keine Säure-Basen-Störungen vorliegen und der extrazelluläre Raum nicht eingedickt ist, dürfen wir das Serum-K als verläßlichen Indikator betrachten.

**Gruber:** Für den Alltag merken wir uns eine kleine Faustregel: *Tiefes pH geht mit hohem K einher und umgekehrt*, obschon die Gesamtmengen dabei gar nicht verändert zu sein brauchen. Sicher zeigt eine

Hypokaliämie bei Azidose einen Kaliummangel, eine Hyperkaliämie bei Alkalose einen Kaliumüberschuß an.

**Frühzeitige Kalorienzufuhr**

Nun häufen sich die Fragen betreffend Kalorienbedarf und *frühzeitige Zufuhr von Kalorien*. Herr GIGON, hat es einen Sinn, einen Patienten schon in den ersten 24 Stunden nach der Operation massiv mit Kalorien zu versorgen? Wir haben gehört, daß nach jeder Operation eine negative Stickstoffbilanz besteht, d. h. daß mehr Stickstoff ausgeschieden als zugeführt wird. Wenn wir den Patienten mit reinen Elektrolyt- und Glukoselösungen behandeln, erhält er ja überhaupt keinen Stickstoff, und trotzdem wird viel Stickstoff ausgeschieden. Kann man irgendetwas tun, um diesen Stickstoffverlust zu verringern; kann man ihn überhaupt beeinflussen?

**Beeinflussung der Stickstoffbilanz**

**Gigon:** Es bestehen vor allem zwei Möglichkeiten, um den *postoperativen Stickstoffverlust* zu beeinflussen:
1. eine vermehrte Kalorienzufuhr,
2. eine direkte Stickstoffzufuhr in Form von Aminosäuren. Wenn wir den Gehalt von 1½—2 l 5%iger Glukose berechnen, so kommen wir auf 300—400 Kalorien, eine bescheidene Menge, die immerhin erlaubt, das Glykogen der Leber zu sparen.
Beim unkomplizierten Falle lassen sich die ersten Tage ohne parenterale Ernährung ohne weiteres überbrücken. Wir müssen uns aber darüber klar sein, daß dies auf Kosten der beschränkten Reserven des Patienten geschieht. Bleibt die Situation kritisch oder kann der Patient während längerer Zeit peroral nicht ernährt werden, ist der Kalorienbedarf oder der Katabolismus aus irgendeinem Grunde erhöht, dann sind wir verpflichtet, eine intensive, gezielte parenterale Ersatztherapie einzusetzen. Erinnern wir uns z. B. daran, daß der Kalorienbedarf um etwa 10% pro Grad Temperatur ansteigt[1], daß jeder Infekt, jede Fistel mit großen N-Verlusten einhergehen.
Dabei müssen wir uns auf einige Daten besinnen:
*Die Reserven* des Körpers lassen sich aus den Halbwertszeiten der

---

[1] THORÉN, L.: The use of carbohydrate and alcohol in parenteral nutrition. Nutr. et Dieta (Basel) 5, 305 (1963).

wichtigeren Stoffwechselsubstanzen unter Ruhebedingungen ableiten (nach LANG):

| Substanz | biologische Halbwertszeit |
|---|---|
| Glukose | 1 Stunde (Ratte) |
| Glykogen | 1 Tag (Ratte) |
| Fettsäuren | 16 Tage |
| Eiweiß | 10—20 Tage (Mensch) |

Somit sind die Kohlenhydratreserven sofort erschöpft; die lebenswichtigen Eiweißkörper werden nach und nach abgebaut, so daß eine defizitäre Stoffwechsellage bald vorliegt. Dieser „Mißbrauch" der Körpereiweiße für energetische Zwecke setzt nicht erst ein, wenn die übrigen Reserven bereits aufgezehrt sind, sondern sobald die Stickstoffzufuhr aufhört und wenn die übrige Kalorienzufuhr nicht mehr genügt. Nur der Laie meint, die subkutanen Fettdepots würden zuerst verbrannt, und erst später die differenzierten Eiweißkörper.

*Der Bedarf* an Kalorien, Wasser, Kohlenhydraten, Fett, Eiweiß für unseren Standardpatienten von 70 kg beträgt:

| | pro kg/Tag | pro Tag |
|---|---|---|
| Kalorien | 30 | 2100 |
| Wasser ml | 30 | 2100 |
| Kohlenhydrate g | 2 | 140 |
| Fett g | 2 | 140 |
| Eiweiß g | 1 | 70 |

*Die Kalorienträger* lassen sich in 4 Rubriken einteilen:

| Kalorienträger | Brennwert |
|---|---|
| Kohlenhydrate | 4,1 kcal/g |
| Eiweiß | 4,1 kcal/g |
| Alkohol | 7,1 kcal/g |
| Fett | 9,3 kcal/g |

Zu den einzelnen Kalorienträgergruppen seien folgende praktische Bemerkungen kurz angeführt:

**Kohlenhydrate**

*Freie Glukose* befindet sich einzig in der extrazellulären Flüssigkeit. Zum Beispiel enthält das Blut von Gesunden nur 5 g, was 20 Kalorien

Alkohol 39

entspricht. Die *Glykogen-Reserven* des Körpers betragen ungefähr 370 g, wobei diese Substanz 5—6% des Lebergewichtes und 0,5% der Muskulatur ausmacht. Die *Infusionsgeschwindigkeit* von Glukose sollte *0,4 g/kg/Std.* (= 560 ml einer 5%igen Lösung) nicht überschreiten, damit keine Glukosurie auftritt. Eine intravenöse Zufuhr von 1 g/kg/Std. (= 700 ml einer 10%igen Lösung) führt zu einem Glukoseverlust von 0,2 g/kg/Std.

*Fruktose:* Ohne auf die Kontroversen über Glukose und Fruktose hier einzugehen, möchten wir kurz daran erinnern, daß Fruktose bis zu einer Menge von 1 g/kg/Tag ohne Insulin metabolisiert wird, daß der Verlust durch den Urin weniger hoch ist, wahrscheinlich dank der schnelleren Fruktose-Diffusion, so daß man 1 g/kg/Std. ruhig infundieren darf.

Die interessantesten Aspekte der Hexose-Zufuhr sind einerseits eine unmittelbare, schnelle metabolische Wirkung, anderseits ihr proteinsparender Effekt.

Leider verursachen die hypertonen Glukose-Infusionen häufige *Reizphlebitiden,* und sie führen zu einer oft unerwünschten osmotischen Diurese, sobald die Tm-Glukose überschritten wird. Es ist also nicht möglich, den gesamten Kalorienbedarf durch Glukose-Infusionen zu decken. Dies ist aus folgender Tabelle ohne weiteres ersichtlich:

| Kaloriengehalt verschiedener Infusionen | | |
|---|---|---|
| Lösung | kcal/l | 2000 kcal sind enthalten in |
| NaCl isoton | — | — |
| „gemischte Infusion" (NaCl/Glukose) | 100 | 20 l |
| Glukose 5% | 200 | 10 l |
| Glukose 10% | 400 | 5 l |
| Äthanol 5% | 350 | 5,7 l |
| Aminosol 3,3% + (Glukose und Fruktose 5%) | 307 | 6,5 l |
| Intralipid 10% | 1100 | 1,8 l |
| Intralipid 20% | 2000 | 1 l |

**Gruber:** Ist die Verwendung von *Alkohol als Kalorienträger* sinnvoll?

Alkohol

**Gigon:** Trotz seines hohen Brennwertes hat sich Alkohol als hauptsächlicher Kalorienlieferant *nicht bewährt,* und zwar aus folgenden Gründen:

1. Die gleichzeitige Zufuhr von Glukose und Alkohol hat eine *reduzierte Ausnützung* des Alkohols zur Folge, offenbar weil das NAD (= DPN) von beiden Substanzen kompetitiv beansprucht wird.
2. *Venenreizung.*
3. *Psychische Nebenwirkungen:* Eine Serumkonzentration von 0,6 bis 0,8⁰/₀₀ wirkt allgemein schon stark sedierend, während eine Konzentration von 1,5⁰/₀₀ bereits einer Intoxikation entspricht. Starke individuelle Empfindlichkeitsunterschiede!
4. Alkohol ist ein *ADH-Antagonist,* so daß es hier auch zu einem eventuell unerwünschten Wasserverlust kommen kann.
5. Merken wir uns schließlich, daß Alkohol *aus psychologischen Gründen kontraindiziert* sein kann, insbesondere bei Äthylikern („Alkohol ist das beste Nährmittel, der Doktor hat mich im Spital ja mit Alkohol ernährt" usw....). Von psychiatrischer Seite wird ein therapeutischer Effekt beim Delirium tremens verneint.

Aus dem bisher Gesagten geht hervor, daß die beiden besprochenen Substanzen ungeeignet sind, um während längerer Zeit eine genügende Kalorienzufuhr aufrechtzuerhalten. Heutzutage verfügen wir aber über relativ gut verträgliche Mittel, welche die energetischen Zwecke wie die differenzierten Stoffwechselaufgaben zu erfüllen vermögen, nämlich die Fettemulsionen und die Aminosäurepräparate.

**Gruber:** Wollen Sie bitte zuerst über die *Fettemulsionen* berichten!

**Fettemulsionen**

**Gigon:** Die in Form von Emulsionen infundierten Fettmengen stellen selbstverständlich *reiche Kalorienquellen* dar. *500 ml Intralipid 10⁰/₀ig entsprechen 550 Kalorien,* bzw. die 20⁰/₀ige Emulsion doppelt so viel. Auf diese Weise läßt sich das Körpergewicht über Wochen konstant erhalten. Das infundierte Fett wird tatsächlich energetisch verwendet: Versuche mit $C^{14}$-markierten Fetten zeigen, daß bereits einige Stunden nach der Infusion signifikante Mengen $C^{14}O_2$ ausgeatmet werden. Innerhalb von 24 Stunden wird sogar ein Großteil des markierten $C^{14}$ ausgeschieden [1]. Damit steht der Beweis fest, daß die entsprechenden Fettsäuren verbrannt worden sind [2]. Eine Anhäufung von infundiertem Fett in den Geweben kommt nicht vor, wie dies aus der Gewebslipidanalyse hervorgeht. Wichtig scheint

---

[1] VON BRAND, V., H. DRESCHER, und N. ZOELLNER: Nutr. et Dieta (Basel) 1, 161 (1959).
[2] ZOELLNER, N.: Wiss. Veröff. Dtsch. Ges. Ernährung 11, 230 (1963).

uns weiterhin die Tatsache, daß die mit Fettemulsionen einhergehende hohe Kalorienzufuhr *negative Stickstoffbilanzen verbessern* kann, wie an zahlreichen Versuchen am Menschen wie am Tier kontrolliert wurde.
Fettemulsionen erlauben die Verabreichung relativ hoher Kalorienmengen, ohne den Flüssigkeitshaushalt zu belasten. Da die emulgierten Fettpartikel kleiner als 1 $\mu$ sind, ist damit *keine Emboliegefahr* verbunden. Während die alten Fettemulsionen zu schweren Nebenwirkungen führten, werden die jetzigen Handelspräparate sehr gut toleriert, wie dies aus objektiven Berichten über Tausende von Infusionen zu entnehmen ist. Wichtig scheint die Anforderung, daß solche Emulsionen *frei von synthetischen, organischen Stabilisatoren und Emulgatoren* sein sollen. Die Verträglichkeit bzw. Toxizität ist weiterhin vom Gehalt an einzelnen Fettsäuren abhängig. Von rund 700 *Intralipid*-Infusionen, die sich auf medizinische und chirurgische Patienten der Basler Universitätskliniken verteilen, ist *keine einzige schwere Nebenwirkung* beobachtet worden. Es wurde lediglich über leichte subjektive Beschwerden, wie Wärmegefühl im Gesicht, leichtes Schwitzen, Nausea in ca. 1% der Infusionen geklagt. Unsere Laborresultate sind noch nicht fertig verwertet; es sind aber auch keine schweren Störungen aufgefallen, von einzelnen leichten BSP-Erhöhungen abgesehen.
**Gruber:** Welche Mengen dürfen demnach Ihrer Ansicht nach ohne Bedenken infundiert werden?
**Gigon:** Konkret formuliert dürfen wir eine Gefahr ausschließen, wenn wir nicht mehr als *2 g Fett/kg Körpergewicht/Tag während etwa 3 Wochen* intravenös verabreichen. Für die Weiterführung der parenteralen Ernährung sind aber einige Laborkontrollen erforderlich: Lipidämie, Blutbild, Gerinnungszeit und Blutungszeit, Prothrombin, Leberteste wie SGPT, BSP, Takata, alkalische Phosphatase.
**Gruber:** Was können Sie uns schließlich über die *Aminosäuren* sagen?

**Aminosäuren**

**Gigon:** Wie bereits erwähnt, entspricht jeder N-Verlust einer defizitären katabolen Stoffwechsellage. Deshalb muß der Eiweißzufuhr eine *zentrale Stelle im Metabolismus* zugeschrieben werden. Wir haben jetzt von Kohlenhydraten, Fett, Kalorien, Natrium, Kalium, Wasser geredet. Am Beispiel des Eiweißstoffwechsels ersehen wir, wie eng diese Faktoren miteinander verknüpft sind.

Dazu seien einige Grundsätze kurz erwähnt:
1. *Proteine und Wasser:* Wird kein Wasser angeboten, so muß der Wasserbedarf durch endogenes Wasser gedeckt werden, wobei durch Zellabbau Eiweiß, Kohlenhydrate und Fett oxydiert werden. Dies erklärt zugleich, warum die Überlebenszeit eines fastenden Organismus durch Wasserzufuhr verlängert werden kann.
2. *Proteine und Kalium:* Bei jedem Gewebeabbau wird parallel zum N-Verlust Kalium freigesetzt, welches zum größten Teil ausgeschieden wird. Es ist also wünschenswert, während der anabolen Phase Kalium und Proteine bzw. Aminosäuren gleichzeitig zu verabreichen [1].
3. *Proteine und Natrium:* Obschon alle anderen Bestandteile in der Nahrung adäquat vertreten sind, ist der Körper nicht in der Lage, eine positive oder ausgeglichene N-Bilanz aufrechtzuerhalten, wenn zugleich ein Na-Defizit von über 200 mval Na besteht [2].
4. *Proteine und Kohlenhydrate:* Der proteinsparende Effekt der Kohlenhydrate läßt sich am besten durch die Tatsache illustrieren, daß 100 g Glukose pro Tag i.v. den Proteinabbau um die Hälfte reduzieren [3]. Die Verwertung von infundierten Aminosäuren wird durch eine *gleichzeitige Kalorienzufuhr* — am einfachsten in Form von Kohlenhydraten — gesteigert. Es wäre also unzweckmäßig, den Kalorienspender nachträglich zu geben. Als weitere Regel gilt, daß man pro Gramm N-Zufuhr 200 Kalorien verabreichen sollte.

Merken wir uns noch folgende Zahlenverhältnisse: ein täglicher Verlust von 10 g N entspricht einer Eiweißmenge von etwa 60 g, die in 250 g Muskeln enthalten ist. Bei konstantem N-Verlust werden somit 2,5 kg Muskulatur innerhalb von 10 Tagen abgebaut!

$$\boxed{250 \text{ g Muskel} \rightarrow 60 \text{ g Eiweiß} \rightarrow 10 \text{ g N}}$$

**Gruber:** Welche Möglichkeiten stehen uns zur Verfügung, um *Proteine respektive deren Bausteine parenteral zu verabreichen?*
**Gigon:** 1. *Blut* enthält etwa 180 g Eiweiß pro Liter (30 g Plasmaproteine und 150 g Hämoglobin-Eiweiß), ist aber für die parenterale

---

[1] CANNON, P. R., L. E. FRAZIER, and R. H. HUGHES: Influence of potassium on tissue protein synthesis. Metabolism 1, 49 (1952).
[2] MCGANCE, R. A.: Experimental sodium chloride deficiency in man. Proc. roy. Soc. London Ser. B. 119, 245 (1936).
[3] GAMBLE, J. L.: Physiological informations gained from studies on the life raft ration. Harvey Lect. 42, 247 (1946).

Ernährung aus folgenden Gründen ungeeignet: Die Lebensdauer der transfundierten Erythrozyten beträgt 30—120 Tage, so daß die dadurch gegebenen Proteine erst nach einer langen Latenzzeit zur Verfügung stehen. Dann muß das Erythrozyteneiweiß zuerst in seine Bestandteile abgebaut werden, damit sie zum Proteineinbau gelangen können. Zudem fehlt im Hämoglobin eine der essentiellen Aminosäuren, das Isoleucin. Der Organismus ist also darauf angewiesen, letztere Aminosäure aus anderen körpereigenen Proteinen zu beziehen. Die Situation ist unökonomisch, indem der Organismus die eigenen Proteinmoleküle abbauen muß, um neue herstellen zu können ... Schließlich haben wir die bekannten Gefahren, die mit Bluttransfusionen verbunden sind: Inkompatibilität, Serumhepatitis, Hämosiderose, Hyperkaliämie, Autoimmunisierung.

2. *Plasma und Albumin* sollten in jenen Fällen zur Anwendung gelangen, die eine Hypo- oder Dysproteinämie aufweisen. Die klassische Indikation bleibt aber der hypovolämische Schock. Die metabolische Verwertung der Plasmaproteine unterliegt ebenfalls einer langen Latenzzeit. Die Halbwertszeiten betragen nämlich mehr als 10 Tage für Globuline und ca. 26 Tage für Albumine [1].

3. *Aminosäuren* in Form geeigneter Gemische scheinen die beste Lösung, Proteinbausteine parenteral zu verabreichen. Sicher ist die Ausnützung solcher Präparate nicht in jedem Fall 100%ig. Bei zu schneller Infusionsgeschwindigkeit erscheint ein Teil der infundierten Aminosäuren im Urin wieder. Ein weiterer Teil wird für energetische Zwecke direkt verwendet, wird also zu einer vermehrten Harnstoff- bzw. Rest-N-Produktion anstatt zum erwünschten Proteinaufbau führen.

Dagegen liegen aber einwandfreie Beweise vor, wonach negative, defizitäre N-Bilanzen damit gebessert oder sogar normalisiert werden konnten [2], vorausgesetzt, daß die Kalorienzufuhr genügend war.

**Gruber:** Welches sind die *Kontraindikationen für Intralipid?*

**Gigon:** An *absoluten* Kontraindikationen sind Hyperlipämie, Koagulopathien, Fettembolie und Schock zu nennen; als *relative* Kontraindikationen betrachten wir akute Leberschäden, Diabetes, Athero-

---

[1] WUHRMANN, F.: Ber. 8. Tag. Dtsch. Ges. Bluttransfusion, Salzburg. Bibl. haemat. (Basel) 11, 79 (1959).
[2] WRETLIND, A.: L'alimentation intraveineuse par acides aminés dans la période postopératoire. Anest. Analg. Réanim. XVI, 699 (1959).

sklerose mit klinischen Manifestationen wie Angina pectoris, Amaurose etc.

**Gruber:** Könnten Sie uns kurz die *Indikationen für Aminosäurepräparate* nennen? Welches sind die Anforderungen, die an ein solches Präparat gestellt werden müssen?

**Gigon:** Die Indikation zur parenteralen Aminosäuretherapie ist bei den Patienten gegeben, die ihren Proteinbedarf per os oder durch Magensonde nicht decken können. Diese Situation kommt vor:

1. bei *mechanischen Hindernissen im Magen-Darmkanal:* Ösophagus-Carcinom, Magen-Carcinom, Pylorusstenose, Ileus, bei Kindern Atresien,
2. bei *Infektionen des Magen-Darmtraktes:* Peritonitis, Enterocolitis, Colitis ulcerosa, Brechdurchfall, Proteinlosing-Enteropathie,
3. bei *Darmresorptionsstörungen,*
4. bei *Verbrennungen,*
5. bei *Tetanus,*
6. bei *Anorexie,*
7. *präoperative Vorbereitung von unterernährten Patienten,*
8. *postoperativ, wenn eine genügende Ernährung nicht garantiert ist,*
9. bei *Eiweißmangel-Zuständen, katabolen Situationen, Kachexie,* die auf peroralem Wege innert nützlicher Frist nicht gebessert werden können.

Ein i.v. applizierbares Aminosäurepräparat soll folgende *Bedingungen* erfüllen:

1. Alle *essentiellen L-Aminosäuren* (Leucin, Isoleucin, Lysin, Phenylalanin, Methionin, Treonin, Tryptophan, Valin sowie Arginin und Histidin bei Kindern) sollen im Präparat enthalten sein. Die einzelnen essentiellen Aminosäuren sollen quantitativ richtig vertreten sein und müssen in einem bestimmten Verhältnis zueinander vorliegen [1].
2. Daneben sind *nicht-essentielle Aminosäuren* in ausreichender Menge erforderlich, um eine Proteinsynthese zu garantieren.
3. Das Präparat soll einen *Kalorienspender* enthalten.
4. Die infundierten Aminosäuren sollen tatsächlich ausgenützt, d. h. *inkorporiert* werden. Ein Anstieg der Aminosäurenkonzentration oder der N-Verluste im Urin würde auf eine ungenügende Verwer-

---

[1] ROSE, W. C.: The amino acid requirements of adult man. Nutr. Abstr. Rev. 27, 631 (1957).

tung des Präparates hinweisen. Es soll sich also nicht nur eine Verbesserung der Stickstoffbilanz zeigen, sondern auch eine subjektive und objektive Besserung des Allgemeinzustandes erwarten lassen.
5. Die angebotenen Aminosäuren sollen *in einem vernünftigen Wasservolumen aufgelöst* werden.
6. Das Präparat soll *steril* sein (ausgezeichnetes Kulturmilieu für Bakterien!).
7. Es soll *frei von Nebenwirkungen* sein, seien es lokale Injektionsphlebitiden, seien es allgemeine akute Reaktionen wie Schüttelfröste oder Spätreaktionen wie Störungen einzelner Organ- oder Systemfunktionen.
8. Nicht zuletzt soll das Präparat *preislich tragbar* sein.

**Gruber:** Besteht ein Unterschied in der *Verwertung von* D- *und* L-*Formen?*

**Gigon:** Bekanntlich sind die menschlichen Körperproteine ausschließlich aus natürlichen Aminosäuren mit L-Konfiguration zusammengesetzt. D-Isomeren kommen nicht vor. Infolgedessen sollen Präparate vorgezogen werden, die L-Formen enthalten.

**Gruber:** Wie steht es mit der Verabreichung von *Aminosäurepräparaten bei erhöhtem Rest-N?*

**Gigon:** Bei *akuten* Nierenerkrankungen mit Rest-N-Erhöhung sind Aminosäurepräparate *absolut kontraindiziert*. Sie würden zu einem weiteren Anstieg des Rest-N wie des Serumharnstoffes führen. Bei *chronischen* Nierenerkrankungen mit erhöhtem Katabolismus wäre eine solche Therapie theoretisch interessant, wenn man die tatsächliche Ausnützung der zugeführten stickstoffhaltigen Körper fördern könnte. Die Enzym-Therapie und die anabole Therapie sollten uns hier eventuell weiterhelfen. Nun scheint dies aber noch nicht der Fall zu sein. Bei jeder Rest-N-Erhöhung ist also *größte Vorsicht* am Platze.

**Gruber:** Eine weitere Frage lautet: Muß man *Heparin* zusetzen, wenn man Fett infundiert? Wie sieht man dieses Problem heute? Sie haben vielleicht gehört, daß im Bürgerspital Basel auf der medizinischen Abteilung von G. Hartmann, ferner am Inselspital in Bern von A. Schärli, sehr ausgedehnte Untersuchungen durchgeführt wurden, und Herr Gigon könnte diese neuesten Ergebnisse vielleicht kurz zusammenfassen.

### Heparin-Zusatz

**Gigon:** Es ist eine bekannte Tatsache, daß ein Heparin-Zusatz die *Klärung von Fettemulsionen erhöht:* Das Fett verschwindet demnach schneller aus der Blutbahn und wird offenbar schneller verwertet. Die beschleunigte Klärung ist an sich von Vorteil; man muß sich aber fragen, ob sie nicht zu einer Übersättigung der Leberzellen führen kann. Dr. HARTMANN, Oberarzt an der medizinischen Universitätsklinik in Basel, und Dr. DUCKERT, Leiter des Gerinnungslaboratoriums derselben Klinik, konnten *keine charakteristischen Veränderungen im Gerinnungsstatus* feststellen, wobei sämtliche Gerinnungsfaktoren, inklusive Thrombelastographie, nach einzelnen *Intralipid*-Infusionen untersucht wurden. Der Befund einer Hyperkoagulabilität während der hyperlipämischen Phase konnte also nicht bestätigt werden [1, 2]. Die letzteren Autoren befürworten den Zusatz von 5 E. *Heparin pro ml Fettemulsion* mit der Absicht, die von ihnen beobachtete Hyperkoagulabilität zu vermeiden.
Weitere Untersuchungen sollen darüber Auskunft geben, ob und inwiefern die *Intralipid*-Infusion nach wochenlanger Applikation eventuell *Veränderungen der Gerinnungsfaktoren* auslöst. Unter den zuvor angegebenen Dosierungsregeln (nicht über 2 g Fett/kg Körpergewicht/Tag während 2—3 Wochen) und Vorsichtsmaßnahmen (Laborkontrollen) sind meines Wissens keine Fälle von „fat overloading syndrome" nach Sojabohnenöl-Infusionen beschrieben worden.

**Gruber:** Von verschiedener Seite werden konkretere Vorschläge in diesem Zusammenhang verlangt. Wir dürfen unsere Ansicht vielleicht so formulieren, daß wir nach einer Appendektomie bestimmt keine Aminosäuren oder Fettpräparate geben werden. Solche Patienten müssen über so kurze Zeit parenteral ernährt werden, daß infolge der Operation kein wesentlicher Gewichtsverlust eintritt. Ich glaube, wir brauchen auch bei einer unkomplizierten Gallenblasenoperation nicht zu einer ausgedehnteren parenteralen Ernährung zu greifen. Aber es ist wichtig zu wissen, daß heute die Möglichkeit besteht, dank

---

[1] MANDEL, E. E., C. P. MAURIZI, E. M. KATZ, J. LAZERSON, and A. D. LIEBERMAN: Angiology 13, 435 (1962).
[2] AMRIS, C. J., J. BRØCKNER, and V. LARSEN: Changes in the coagulability of blood during the infusion of Intralipid. Acta chir. Scand. Suppl. 325, 70 (1962).

Aminosäuren, Glukose- und Fettpräparaten über längere Zeit eine vollständige intravenöse Ernährung durchzuführen.
Herr ENDERLIN, was für Fälle sehen Sie auf Ihrer Klinik, die dafür in Frage kommen, und wie gehen Sie praktisch vor? *Was verabreichen Sie an Aminosäuren und Fett?*

**Indikationen für Fett und Aminosäuren**

**Enderlin:** Die Möglichkeiten der intravenösen Ernährung benützen wir vor allem nach großen Operationen an Magen und Darm, also immer dann, wenn mit dem Eingriff eine *längerdauernde Nahrungskarenz* verbunden ist. Totale Gastrektomien, Colektomien, Dünndarmresektionen und Ösophaguseingriffe sind bei uns häufige Indikationen für die Verabreichung von Fett und Aminosäuren. Außerdem verwenden wir diese Präparate bei allen *schweren postoperativen Komplikationen:* Ileus, nekrotisierende Enterocolitis, Staphylokokkenpneumonie, also dann, wenn die spontane Erholung unerwartet durch eine Komplikation in Frage gestellt ist. Auch beim Tetanus und selbstverständlich bei Verbrennungen haben wir mit der intravenösen Ernährung über längere Zeit gute Erfahrungen gemacht.

**Allgöwer:** An welchem Tage beginnen Sie mit diesen Zufuhren?

**Gigon:** Wir warten ca. fünf Tage.

**Allgöwer:** Weshalb warten Sie so lange, wenn an sich vorauszusehen ist, daß der Patient diese Kalorien braucht — diese Frage ist von verschiedenen Teilnehmern aufgeworfen worden.

**Gigon:** Wenn wir postoperativ von vorneherein und für längere Zeit auf eine perorale Ernährung verzichten müssen, beginnen wir am ersten postoperativen Tag mit der parenteralen Ernährung. Bei den unerwarteten Situationen, wo sich die perorale Ernährung erst interkurrent als undurchführbar herausstellt, sind die ersten postoperativen Tage meistens bereits vergangen, bevor wir auf eine intravenöse Ernährung übergehen.

**Gruber:** Mehrere Fragen betreffen das Thema der *Thrombosegefahr bei der Zufuhr von hochkonzentrierten Zuckerlösungen* nach der Operation; ferner möchte man wissen, ob die Thrombosegefahr bei Zufuhr von Aminosäuren und Fettpräparaten verstärkt sei.

### Thrombosegefahr

**Gigon:** Unter 350 an chirurgische Patienten infundierten 10- und 20%igen *Intralipid*-Infusionen haben wir eine einzige lokale entzündliche Reaktion beobachtet; das Präparat war offenbar paravenös eingelaufen. Leichte Thrombophlebitiden sind bei langzeitiger Infusionstherapie durch Venenkatheter keine Seltenheiten. Immerhin konnten wir keine einzige Thrombophlebitis auf das verwendete Fettpräparat zurückführen. Mit Aminosol-Fruktose-Glukose 3,3%ig hatten wir dagegen öfters Infusionsphlebitiden (6mal unter 68 sorgfältig kontrollierten Infusionen). Wir haben die Osmolarität letzteren Präparates am Fiske-Osmometer bestimmt, sie beträgt ca. 750 mosm/l. Dieser Faktor allein vermag die lokalen Nebenwirkungen zu erklären. Es ist zu betonen, daß wir die erwähnten Präparate immer getrennt infundiert haben.

**Gruber:** Ist die Thrombosehäufigkeit geringer, wenn Sie Fett und Aminosäuren *gleichzeitig* infundieren?

**Gigon:** Ja. Nach den Angaben von JORDAL und SCHUBERTH kommen solche Venenreizerscheinungen nicht mehr vor, wenn die durch getrennte Infusionsbestecke fließenden Fettemulsionen und Aminosäurepräparate kurz vor der Infusionsstelle durch ein Y-förmiges Aggregat zusammengeschaltet werden.

**Enderlin:** Ich möchte glauben, daß es nur eine *Frage der Zeit* ist, wann bei langdauernder intravenöser Ernährung mittels Katheter eine Thrombophlebitis auftritt. Nach einiger Zeit wird man Venen operativ freilegen müssen, und auch dort entwickelt sich stets nach einigen Tagen eine Phlebitis. Die Prophylaxe liegt sehr im argen, und wir haben uns bei keiner Maßnahme von einem reellen Nutzen überzeugen können. Verabreichen wir hochkonzentrierte Glukose, benützen wir gelegentlich eine *Hohlvene* als Infusionsort. Die Verdünnung im Blutstrom tritt dann viel rascher ein, und die Endothelschädigung wirkt sich weniger stark aus.

**Gruber:** Zu diesem Problem sind noch viele Frage eingegangen, doch ich glaube, wir müssen weitergehen und in einem anderen Zusammenhang darauf zu antworten versuchen.

Wir nehmen an, daß es unserem Patienten bisher gut gegangen ist; nun meldet aber am 5. postoperativen Tag die Schwester auf der Morgenvisite, er habe seit Mitternacht nur noch ganz wenig Urin ausgeschieden, seit einer Portion von 50 ml kurz nach Mitternacht überhaupt nichts mehr. Der Mann sieht schlecht aus; auf Grund der Untersuchung vermuten wir einen *Ileus*. Eine Abdomenleeraufnahme im Stehen zeigt Spiegel. Der Patient hat jetzt einen Hämatokrit von 50, ein Serum-Na von 135, Cl 75, Rest-N 35, K 4,0 mval. Herr VERAGUT, *welche Anordnungen treffen Sie in einer solchen Situation?* Wie machen Sie sich ein Bild darüber, was hier offenbar passiert ist?

**Maßnahmen bei Ileus**

**Veragut:** Es gilt zweierlei auseinanderzuhalten: Erstens einmal hat der Patient einen *Hämatokrit-Anstieg* von 40 auf 50, und das bedeutet, daß eine Bluteindickung vor sich gegangen ist, wenn er nicht Erythrozyten in Reinkultur erhalten hat; das war aber bei unserem Patienten nicht der Fall. Er hat also sicher sein extrazelluläres Volumen wesentlich reduziert. Es besteht daher einerseits eine *Hypovolämie* und anderseits eine *Hyponatriämie*. Die Therapie hat beides zu berücksichtigen, um die Homöostase wieder herzustellen und den Patienten unter Umständen reoperationsfähig zu machen.

Es fragt sich nun, ob wir an Hand des Hämatokritwertes abschätzen können, wieviel der Blutvolumenverlust ausmacht. Mit Sicherheit ist dies nicht möglich, denn der Hct bleibt Schwankungen unterworfen: Die Erythrozyten ändern ihre Größe mit der Tonizität des Plasmas. Letztere hat — so haben wir gesehen — abgenommen, da das Na auf 135 gesunken ist. Die Erythrozyten haben wahrscheinlich an Volumen zugenommen. Auch Meßfehler bei der Hämatokritbestimmung sind nicht zu unterschätzen. Bis zu einem gewissen Maß bietet der Hct aber gleichwohl einen guten Anhaltspunkt.

Hier sehen Sie, was bei unserem Patienten passiert ist (Abb. 8).

**Berechnung und Ersatz des Plasmaverlustes**

Der Hct ist von 40 auf 50 angestiegen, und um vergleichen zu können, sollte man die Erythrozytenmasse, die sich nicht geändert hat, irgendwie normieren. Man kann dies auf verschiedene Arten tun; man kann z. B. sagen, daß die Erythrozytenmasse im Hct 1 40 Einheiten betrage, und wenn wir feststellen, daß der Hct auf 50 angestiegen ist, wissen wir ebenfalls, daß die Erythrozytenmasse immer noch 40 Einheiten beträgt — sie ist ja gleich geblieben; bei einem Hct von 50 ist der Plasmakrit auch 50, d. h. das Plasmavolumen ist auf 40 Einheiten zusammengeschrumpft, und die Differenz zwischen 60 und 40 beträgt 20 Einheiten oder 33%o des Plasmas. Dies ist mehr, als man leichthin glauben würde. Ein Hct-Anstieg von 40 auf 50 bedeutet einen Verlust an extrazellulärem Wasser von 33%o.

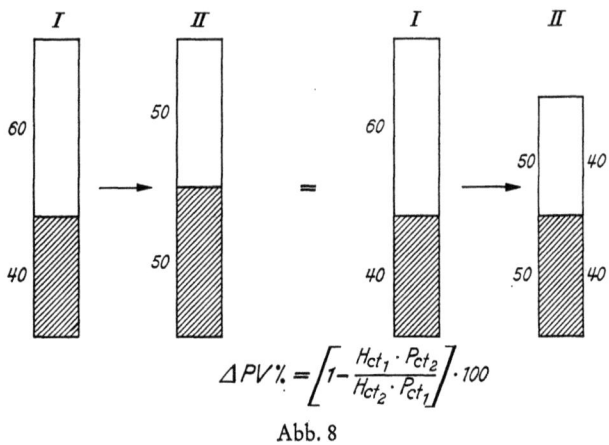

$$\Delta PV\% = \left[1 - \frac{Hct_1 \cdot Pct_2}{Hct_2 \cdot Pct_1}\right] \cdot 100$$

Abb. 8

Diese Berechnung ist natürlich cum grano salis aufzunehmen, da sich bei der Bestimmung sehr leicht größere Fehler einschleichen können. Allgemein gilt die Formel für den Verlust an Plasmavolumen, ausgedrückt in Prozent:

$$\Delta \text{Plasmavol.} \% = \left[1 - \frac{\text{Hct}_1 \cdot \text{Pct}_2}{\text{Hct}_2 \cdot \text{Pct}_1}\right] \cdot 100$$

Diese Formel gilt für jede Situation. Wenn wir nun eine Plasmaeindickung von 33%o annehmen und gleichzeitig voraussetzen, daß der extravasale Raum um gleich viel zusammengeschrumpft ist, so würde uns das eine *Volumeneinbuße von fast 5 l* ausmachen, wenn wir 20%o des Körpergewichtes als normales extrazelluläres Wasser annehmen. Es ist klar, daß wir nicht 5 Liter infundieren, denn wie gesagt ist die Körperflüssigkeit hypoton, und es ist sicher eine beträchtliche Menge Wasser in den intrazellulären Raum abgewichen. Ich würde also fürs erste *die Hälfte* oder sogar nur 2 l der so errechneten Menge *ersetzen*.
Das *Chlorid* ist noch an der unteren Grenze der Norm, so daß 1 Liter *isotonische Kochsalzlösung* und 1 Liter *Natriumbikarbonat* den

Gegebenheiten entsprechen. Auf diese Weise kann eine hyperchlorämische Azidose verhütet werden.

Nun ist aber klar, daß der Patient ein zu tiefes *Natrium* hat, und mit isotonischer Lösung werden wir seinen Na-Spiegel nicht wesentlich erhöhen. Wir werden damit auch das intrazelluläre Wasser, das aus dem Extrazellulärraum gekommen ist, nicht zurücklocken; also müssen wir zusätzlich noch *Salz* geben. Das würde demnach eine Flüssigkeit bedeuten, die im gesamten hyperton ist. Wenn der totale Körperwassergehalt nicht wesentlich vermindert ist, kann man auch überschlagsmäßig den Elektrolytverlust berechnen, indem man sagt, daß der Normalgehalt pro Liter ca. 144 mval betrage. Demgegenüber haben wir mit 135 mval/l ein Defizit von 9 mval/l. Da sowohl intrazellulärer wie extrazellulärer Raum durch den gleichen Mechanismus hypoton geworden sind, müßte man die Gesamtmenge des Körperwassers mit diesem Verlust multiplizieren, was ungefähr 40 Liter mal 9 mval = 360 mval Na ausmacht. Auch hier würde ich nicht die theoretisch errechnete Menge verabreichen, sondern nur etwa die Hälfte oder *150 mval Na-Chlorid* in hypertoner Form zuführen, und dann abwarten, was passiert. Sehr wahrscheinlich würde sich der Hämatokrit wesentlich bessern, die Elektrolytkonzentration dürfte sich normalisieren, und das weitere Vorgehen würde ich von der Diurese abhängig machen.

**Enderlin:** Wir sind mit diesem Vorgehen durchaus einverstanden und treffen an der Basler Klinik etwa die gleichen Maßnahmen. Ich möchte jedoch betonen, daß wir darob die chirurgisch-klinischen Aspekte nicht vergessen dürfen. Ein postoperativer Ileus ist ein schweres Krankheitsbild. Es ist zwar selten, hat aber in unserem von MAURER [1] zusammengestellten Material eine Letalität von 33%. Nach Eingriffen am Magen kommt ein postoperativer Ileus kaum je vor (unter 3500 Ösophagus-Magen-Dünndarmoperationen fanden wir nur in 0,6% einen postoperativen Ileus). Stets muß man sich die Frage nach der *Ursache* des Ileus vorlegen. Gerade diesen Punkt dürfen wir trotz Hämatokritberechnungen und Plasmaersatz nicht vernachlässigen, weil wir sonst Gefahr laufen, die im Prinzip richtige konservative Behandlung zu überschätzen. Eine Pancreatitis ist zwar die häufigste Ursache für Ileus nach Magenresektionen, doch muß stets auch eine Insuffizienz des Duodenalstumpfes oder eine

---

[1] MAURER, W. F. ENDERLIN und S. KRUPP: Chir. prax. 6, 477 (1962).

Stenose an der Gastroenterostomie in Betracht gezogen werden. Das Wesentliche bei diesen Komplikationen scheint mir, den *richtigen Zeitpunkt zur Relaparotomie* nicht zu verpassen.
**Gruber:** Wie halten Sie es in einem solchen Fall mit den *Antibiotika?* Und wenn die Operation ins Auge gefaßt ist: Wann werden Sie den Patienten operieren?

### Antibiotika

**Allgöwer:** Hinsichtlich der Antibiotika werden wir immer *vorsichtiger.* Wir sind zwar von der *prophylaktischen Verwendung abgekommen,* aber wenn wir vor der Tatsache stehen, die Herr ENDERLIN eben angeführt hat und tatsächlich eine peritonitische Komponente für den Ileus annehmen müssen, so glauben wir, daß mit sehr massiven Antibiotikagaben immer noch die beste Wirkung erzielt wird. Wir sind generell den *hohen Mengen Penicillin* — 20—40 Mill. Einheiten pro Tag intravenös — *und 1,5 g Streptomycin* treugeblieben, weil wir mit diesen Dosen wirklich eine bakterizide und nicht nur eine bakteriostatische Wirkung haben.

### Zeitpunkt der Relaparotomie

Was den *Zeitpunkt der Relaparotomie* betrifft, sollten wir, wenn möglich, ungefähr die Hälfte der Menge, die Herr VERAGUT so schön errechnet hat, verabreichen können. Wir wollen diese Infusion nicht ganz massiv einlaufen lassen, weil das Pendel langsam zum Gleichgewicht zurückkehren muß, aber wir sollten einen solchen Patienten doch *innerhalb 2—2½ Stunden operationsfähig* machen. In dieser Zeit muß er mindestens die Menge bekommen, die er dringend benötigt.
**Müller:** Ich möchte Herrn VERAGUT fragen, wie es mit dem *Plasma- oder Eiweißersatz beim Ileus* steht?
**Veragut:** Beim Ileus wird gewöhnlich kein Plasmaeiweiß direkt verloren, ausgenommen bei der Peritonitis oder einer komplizierenden Pancreatitis, wo es zu einer Plasmaexsudation kommt. Genau wie für die Beurteilung der Bluteindickung der Hämatokrit oder das Hämoglobin verwendet werden, kann auch das *Gesamteiweiß* herangezogen werden. Wenn das Gesamteiweiß einen dem Hämatokrit oder Hämoglobin parallelen Anstieg der Konzentration aufweist, ist

nicht anzunehmen, daß Plasmaeiweiß verlorenging. Wenn hingegen letztere relativ abgenommen hat, würde ich zusätzlich *Albumin*, z. B. PPL, geben.

**Gruber:** Meist geht beim Ileus doch frühzeitig auch Eiweiß verloren, und die Plasmaverabreichung lohnt sich sicher.
Es ist auch möglich, daß der Patient gleichzeitig massiv erbrochen hat. Zudem häufen sich in der chirurgischen Literatur in letzter Zeit die Angaben dafür, daß *postoperativ die Lungenfunktion wesentlich eingeschränkt* ist (man rechnet nach einer Magenresektion mit einer Verminderung der Vitalkapazität von ungefähr 40%). *Störungen im Säure-Basen-Haushalt* sind deshalb auch von seiten des Respirationstraktes zu erwarten. Ich möchte Herrn MÜLLER fragen: Welche Möglichkeiten hat man heute in der Chirurgie, um solche *Situationen abzuklären*? Welches scheinen Ihnen die wichtigsten *Gesichtspunkte, nach denen man hier vorgehen* soll?

## Säure-Basen-Haushalt

**Müller:** Damit haben wir am Ende dieser Diskussion ein recht schwieriges und kompliziertes Gebiet angeschnitten, und die kurze zur Verfügung stehende Zeit macht es natürlich nicht einfacher!
Wir alle sind Säureproduzenten und kämpfen unser ganzes Leben lang gegen eine metabolische Azidose, genau so wie gegen die Dehydratation, gegen die wir recht gut funktionierende Kompensationsmechanismen entwickelt haben. Dagegen ist unser Organismus weniger vertraut mit Alkalose und Hyperhydratation, und unsere Kompensationsmechanismen in dieser Richtung sind weniger wirksam.
Viele chirurgische Erkrankungen beeinträchtigen unsere Fähigkeit, in einem *gesunden pH-Bereich* zu bleiben. Für die Zelle ist der einzig wichtige Begriff im Säure-Basen-Haushalt die *H-Ionenkonzentration* oder das pH, wenn wir diese Konzentration durch deren negativen Logarithmus ausdrücken. Das normale pH des arteriellen menschlichen Blutes beträgt *7,40 mit einer Schwankungsbreite von 7,35 bis 7,45*. Der Organismus versucht unter allen Umständen ein normales pH aufrechtzuerhalten. Dafür stehen ihm verschiedene *Puffersubstanzen* zur Verfügung: Das wichtigste Pufferpaar ist das *Kohlensäure-Bikarbonat-System*, mit dem sich die Säure-Basen-Verhältnisse des komplexen Systems Blut in der bekannten Formel von Hender-

son-Hasselbalch

$$pH = pK + \log \frac{[HCO_3^-]}{[H_2CO_3]}$$

vollständig befriedigend ausdrücken lassen, weil das pK, die *Dissoziationskonstante* dieses Pufferpaares, dem pH des Blutes am nächsten kommt. Wenn von den 3 Größen pH, Bikarbonat und Kohlensäure in dieser Gleichung deren 2 bekannt sind, kann die dritte berechnet werden, und damit lassen sich sowohl bei akuten wie auch bei chronischen Störungen respiratorischer oder nichtrespiratorischer Genese zuverlässige Aussagen über die Säure-Basen-Verhältnisse machen.

**Gruber:** Welche grundsätzlichen *Störungen* müssen wir nun in erster Linie kennen?

**Müller:** Erstens *respiratorische Störungen:* Hypoventilation führt durch einen Anstieg des $pCO_2$ zur Azidose, Hyperventilation mit Abfall des $pCO_2$ zur Alkalose.

Zweitens *metabolische Störungen:* Metabolische *Azidosen* werden verursacht durch Addition von Säuren, z. B. beim Diabetes, beim Schock, bei Niereninsuffizienzen oder durch überschießende Ammoniumchloridbehandlung oder schließlich durch Subtraktion von Basen, wie dies beim Verlust von alkalischen Darmsäften der Fall ist. Metabolische *Alkalosen* entstehen durch Addition von Basen, was normalerweise nicht oder höchstens durch überschüssige Verabreichung von Natriumbikarbonat resp. Natriumlactat vorkommt, anderseits auch durch Subtraktion von Säuren verursacht sein kann — als typisches Beispiel dafür das anhaltende Erbrechen von saurem Magensaft.

**Gruber:** Was haben wir an *Auswirkungen des chirurgischen Traumas auf das Säure-Basen-Gleichgewicht* zu erwarten?

**Müller:** Eine elektive Operation führt im allgemeinen durch vermehrte $HCO_3^-$-Rückresorption zu einer leichten *Alkalosetendenz*, und vor allem wird eine vorbestehende Alkalose verschlimmert. In der Regel ist jedoch die Gefahr der *respiratorischen Azidose* weit größer als eine Alkalosetendenz, sie kommt bei Eingriffen im Thoraxraum sowie im Oberbauch immer vor. Alle zirkulatorischen Störungen, d. h. alle „low-flow"-Zustände lokalisierter oder generalisierter Natur führen dagegen zur *metabolischen Azidose*. Generell können wir also sagen, daß *unkomplizierte chirurgische Eingriffe zu einer leichten Alkalose führen, daß aber alle chirurgischen Kom-*

*plikationen vaskulärer, pulmonaler oder renaler Art leichte bis schwere Grade von Azidose produzieren.*

**Gruber:** Welche Möglichkeiten kennen Sie, um sich ein Bild zu machen über diese Störungen?

**Meßmethoden für Störungen im Säure-Basen-Haushalt**

**Müller:** Da möchte ich zu allererst darauf hinweisen, daß wir mit einer einfachen *Bestimmung der Alkalireserve*, wie sie heute vielerorts immer noch durchgeführt wird, allein nicht auskommen. Diese Bestimmung wurde 1917, als noch keine pH-Messung möglich war, von VAN SLYKE eingeführt und von ihm selbst bald wieder verlassen. Kombinierte respiratorisch-metabolische Störungen können damit nicht erfaßt werden, und es sind grobe Fehlinterpretationen möglich.

Es bestehen heute in der medizinischen Literatur leider betreffend Meßmethodik und Terminologie mehrere Kontroversen, und zwar vor allem deshalb, weil immer wieder versucht wird, Arterienpunktionen zu vermeiden und durch Einführen von Korrekturfaktoren die recht komplizierten Untersuchungsmethoden zu vereinfachen. So wurde durch ASTRUP 1957 die Bestimmung des sogenannten *Standard-Bikarbonates* eingeführt. Bei dieser Methode wird in vitro jede respiratorische Abnormalität korrigiert durch Aequilibrierung des Blutes mit einem Gasgemisch mit einem $pCO_2$ von 40 mm Hg nach vollständiger Sauerstoffsättigung. Gleichzeitig wird das pH gemessen, und aus einem Nomogramm kann dann der sogenannte negative oder positive Basenüberschuß abgelesen werden, der die metabolische Komponente darstellt. Auch diese Methode beruht auf theoretisch nicht ganz einwandfreien Voraussetzungen und begegnet der Kritik, ist aber für alle akuten Zustände brauchbar und heute wegen ihrer relativen Einfachheit weit verbreitet.

Die einwandfreieste und sauberste Methode ist und bleibt die *Bestimmung des totalen $CO_2$-Gehaltes im arteriellen Blut durch Säure- und Vakuumextraktion nach van Slyke* unter gleichzeitiger Bestimmung des arteriellen pH. Nach der Formel von Henderson-Hasselbalch oder aus einem Nomogramm kann das $pCO_2$ sowie das Bikarbonat berechnet werden, womit ein vollständiges Bild der momentanen Lage im Säure-Basen-Haushalt resultiert. Die volumetrische Bestimmung des Total-$CO_2$ ist zwar billig, aber praktisch nicht einfach; sie kann jedoch umgangen werden, seit es möglich geworden ist, mit der *pCO$_2$-Elektrode nach Severinghaus* direkt den pCO$_2$-Gehalt im arteriellen Blut zu bestimmen, wobei das Total-CO$_2$ sowie das Bikarbonat wiederum berechnet werden können.

**Gruber:** Wenn Sie von der Spitalverwaltung zur Finanzierung diesbezüglicher Apparaturen einen Kredit bekämen, was würden Sie damit anschaffen?

**Müller:** In erster Linie ein pH-Meter, dann je nach Größe des Krediters eine van Slyke-Apparatur zur Bestimmung des Total-CO$_2$ oder am liebsten eine pCO$_2$-Elektrode nach Severinghaus. Unter Umständen wäre wohl auch der Astrup-Apparat das Gegebene.

**Gruber:** Können Sie uns noch kurz etwas sagen über die *Lösungen*, die heute *zur Korrektur von Alkalosen oder Azidosen* zur Verfügung stehen?

### Korrektur von Alkalosen und Azidosen

**Müller:** Bei *Alkalosen* verwenden wir *Anionen-Lösungen mit verwertbarem Kation*, also z. B. Ammoniumchlorid-Lösungen oder heute noch lieber *Argininhydrochlorid-Lösung*, da das Ammonium-Ion vielfach nicht erwünscht ist; unter Umständen kommt auch isotonische Kochsalzlösung in Frage. Bei *Azidosen* verwenden wir *Kationen mit verwertbarem Anion*, also z. B. $^1/_6$ *molares Natrium-Bikarbonat oder Natrium-Lactat*. Sei einiger Zeit haben wir zudem im *TRIS- oder THAM-Puffer* eine äußerst wirksame Hilfe bei schweren Azidosen, da wir damit auch eine *intrazelluläre Pufferung* erreichen. Es werden durchschnittlich 0,3—0,5 g/kg Körpergewicht einer 0,3molaren Lösung intravenös verabreicht, unter Kontrolle des Blut-pH.

**Gruber:** Nach diesem interessanten Überblick möchte ich festhalten: Es gibt bei schwierigen postoperativen Problemen keinen Ersatz für die Messung des arteriellen pH sowie des pCO$_2$ und pO$_2$ im arteriellen Blut. Wir kommen mit irgendwelchen vereinfachten Bestimmungsmethoden nicht aus, weil sie uns gerade in jenen Situationen, wo es am meisten darauf ankommt, keine sicheren und zuverlässigen Resultate liefern können.

### Prioritätsliste der therapeutischen Aspekte

Bei ganz komplizierten Fällen, wie z.B. einem postoperativen Ileus oder ähnlichen Komplikationen, sollten wir uns irgendwie eine *Rei-*

*henfolge* zurechtlegen, wie wir an den Patienten herantreten und die diagnostischen und therapeutischen Konsequenzen ziehen wollen. Vielleicht ist aus unserer Diskussion zu wenig klar hervorgegangen, daß wir in allererster Linie darauf bedacht sein sollen, das zirkulierende Blutvolumen aufrechtzuerhalten, und nicht z. B. bei einem schwierigen Ileus-Patienten zuerst an die kalorischen Bedürfnisse denken und gleich eine Flasche intravenöses Fett verordnen. Vergessen wir nie, daß *das effektiv zirkulierende Blutvolumen primär entscheidend* ist! Zweitens: Denken wir daran, daß es so etwas wie einen *kolloidosmotischen Druck* gibt, den wir unter allen Umständen aufrechterhalten müssen; daß bei vielen postoperativen Darmerkrankungen auch *Plasma* ins Darmlumen verloren wird, das es frühzeitig zu *ersetzen* gilt. Als nächstes sind die *Störungen des Säure-Basen-Gleichgewichtes* zu erwähnen: Auch hier nicht bei einem abnormalen pH-Wert stehenbleiben, sondern sofort die nötigen Konsequenzen ziehen! Erst später befassen wir uns mit dem *gesamtosmotischen Druck*, dem *Kalium-Haushalt*, allfälliger Verarmung an Gesamt-Kalium — frühere Verluste müssen dabei berücksichtigt und gedeckt werden — und erst an letzter Stelle bekümmern wir uns in diesen akuten Situationen um die *kalorischen Bedürfnisse*.

Es sind uns noch zahlreiche Fragen gestellt worden, die wir der vorgeschrittenen Zeit wegen leider nicht mehr beantworten können. Es liegt mir daran, unser Programm einzuhalten und dieses Vormittagsgespräch pünktlich abzuschließen, und ich hoffe, wir haben in dem uns gesteckten Rahmen doch zur Klärung einiger wichtiger Probleme beitragen können.

Ich möchte Ihnen für die Aufmerksamkeit und aktive Teilnahme danken, mit der Sie unserer Diskussion gefolgt sind, ebenso meinen Gesprächspartnern, die uns Ihr Wissen zur Verfügung gestellt haben.

# Zweite Paneldiskussion:

## Schock

Diskussionsleiter: M. ALLGÖWER

Diskussionsteilnehmer: W. F. AHNEFELD, H. J. BEIN, L. ECKMANN,
U. F. GRUBER, G. HOSSLI, G. WOLFF

## Einführung durch Professor ALLGÖWER

Meine Damen und Herren, ich darf Ihnen gleich die Teilnehmer dieses 2. Panels vorstellen: Hier Oberstabsarzt AHNEFELD — er hat mir gesagt, es sei kein militärisches Geheimnis, wenn ich ihn als Mitglied des Bundeswehrlazaretts in Koblenz und als Schockbeauftragten der Bundeswehr bezeichne; neben ihm Privatdozent Dr. HOSSLI vom Kantonspital Zürich, der in unserem Kreis die Anästhesie vertritt. Prof. BEIN von der Ciba kennen wir durch seine Arbeiten über Kreislaufpharmakologie. Dr. GRUBER haben Sie heute morgen schon gehört. Dr. ECKMANN ist Chefarzt der viszeralen Abteilung am Tiefenau-Spital Bern und Privatdozent an der Basler Universität. Dr. WOLFF ist Assistent an der chirurgischen Universitätsklinik in Basel; er hat sich intensiv mit der Nierenpathophysiologie befaßt.

### Schockdiagnose

Schockdiskussionen können außerordentlich faszinierend sein; sie bleiben aber unter Umständen auch sehr vage, wenn nicht immer wieder *Diagnose und Therapie des Schocks in der Klinik im Zentrum* stehen. Deshalb gehen wir wohl am besten von der so häufigen konkreten Situation aus, in der eine Schwester oder ein Mann der Ambulanz uns melden, daß es dem Patienten XY „schlecht gehe". An uns ist es, diesen „schlechten Zustand" zu beurteilen und herauszufinden, ob es sich tatsächlich um einen eigentlichen *Schockzustand oder um eine banale momentane Störung* handelt. *Die Diagnose „Schock"* wollen wir für ernste, lebensbedrohliche Kreislaufdepressionen reservieren. Ich möchte deshalb vorerst Herrn AHNEFELD fragen, was uns Klinikern an objektiven Kriterien zur Verfügung steht, um die ominöse Schockdiagnose, die wir so oft intuitiv stellen, zu objektivieren!

**Problematische Objektivierung**

**Ahnefeld:** Nun, ich glaube, das ist die Gretchenfrage! Aber gehen wir einmal davon aus: Der Arzt wünscht sich sicher Werte, die zuverlässig sind, die absolut sind, und die er immer wieder vorfindet, um eine *klare Aussage* machen zu können. Aber gerade das ist — glaube ich — *beim Schock nicht möglich;* wir würden immer wieder daran scheitern, wenn wir zu sehr schematisieren wollten, denn die Ursachen, die Ausgangslage, der Zeitfaktor und viele andere Dinge bestimmen das Erscheinungsbild. Auf Grund unserer Erfahrungen in den letzten Jahren läßt sich aber feststellen: Wir dürfen den Schock sicher nicht nur nach einer Momentaufnahme beurteilen; d. h. eine *einmalige* Blutdruck- und Pulsmessung sind völlig wertlos. Der Schock ist ein Film, der abläuft, und wenn ich nur ein Bild dieses Films betrachte, kann ich ihn nicht beurteilen, nicht einmal seine Thematik erkennen. Wir müssen also *wiederholte Werte* beurteilen und dürfen uns nicht zu sehr auf den Blutdruck verlassen, denn wir haben stets wieder gefunden, daß gerade der *Blutdruck nicht das alleinige Kriterium sein kann,* da er nur einen kleinen Teil des Gesamtkreislaufs, nämlich das arterielle System, widerspiegelt. Wir können in größte Schwierigkeiten kommen, wenn wir es bei der Feststellung bewenden lassen: Der Blutdruck liegt im Bereich der Norm, also kann vorläufig nichts passieren, also kann auch nicht, wie Professor ALLGÖWER sagte, ein lebensbedrohlicher Zustand vorliegen oder sich eine Organschädigung anbahnen. Wir müssen neben Blutdruck und Puls die *periphere Zirkulation* beurteilen. Ich glaube, die periphere Zirkulation hat, wenn man über entsprechende Erfahrung verfügt, eine größere Aussagekraft als die bisher verwendeten Werte, die uns immer wieder fehlgeleitet haben.

Ich möchte aber nicht mißverstanden werden: Nicht nur die periphere Zirkulation, nicht nur der Blutdruck, sondern *alle klinisch erreichbaren Werte* müssen zusammengestellt und nicht der Einzelwert als solcher beurteilt werden. Erst wenn wir die daraus ablesbare Tendenz verfolgen, kommen wir zur gesicherten Diagnose des Schocks. Ich möchte es absichtlich vermeiden, absolute Werte zu nennen, weil uns das in der weiteren Diskussion hindern könnte.

**Diagnostische Kriterien**

Zusammengefaßt wenden wir für die Diagnostik folgende *Kriterien* an:

*Blutdruck und Puls, Hauttemperatur und -farbe, Füllungszustand der Venen, Zirkulationsverhältnisse und Farbe des Nagelbettes,* und im weiteren Verlauf die *stündliche Urinausscheidung.* Bei allen verfolgen wir die *Tendenz* und setzen sie *in Relation zum zeitlichen Ablauf.* Dabei gibt uns insbesondere die periphere Zirkulation wertvolle Hinweise auf das Ausmaß der Kreislauf-Zentralisation und damit auf die Organdurchblutung.

**Allgöwer:** Lassen Sie mich Herrn AHNEFELDs Bemerkung unterstreichen, daß wir nichts so sehr beachten müssen wie den zeitlichen Ablauf des Geschehens. 2—3 konsekutive Werte sagen mehr als eine einzelne Messung. Ein Blutdruck, der von 140 auf 100 absinkt, eine Pulsfrequenz, die von 80 gegen 100 steigt, eine Peripherie, die kühler wird — das alles sind Reaktionen auf einen *verschlechterten Kreislauf.* Diese Verschlechterung des Kreislaufs kann viele Ursachen haben, *in der chirurgischen Praxis* aber sind sie meist durch einen *Blutvolumenmangel* verursacht. Wir sehen uns nicht selten einem frisch Verunfallten gegenüber, der schon einen bedenklichen Kreislaufzustand mit einem Blutdruck von 80 und einem Puls von 120 bis 130 zeigt. Würden Sie nicht glauben, Herr AHNEFELD, daß man hier die Diagnose eines Schockzustandes eindeutig und ohne zu zögern stellen muß?

**Zuverlässigkeit von Blutdruck und Puls**

**Ahnefeld:** Mit Sicherheit ja, wenn diese Größen derartige Werte aufweisen. Unter dieser Voraussetzung sind die Diagnostik und die Begriffsbestimmung wesentlich leichter. Mir kam es vor allem auf den Hinweis an, daß man nicht annehmen sollte, es könnte bei einem im Normbereich liegenden Blutdruck keine Schockgefahr bestehen. Insbesondere bei *Verbrennungen* finden wir bei bestehendem Volumendefizit starke Erhöhung des peripheren Widerstandes und somit täuschend hohe Blutdruckwerte.

**Allgöwer:** Somit wären wir uns eigentlich darüber einig, daß ein negativer Befund — d. h. ein noch als normal zu bezeichnender Blutdruck — nicht bedeutet, daß keine Gefahr bestünde. Vielleicht haben manche von Ihnen schon die Beobachtung gemacht, daß z. B. bei intraabdominellen Blutungen Blutdruck und Puls relativ lange gut bleiben und man bei der Laparotomie trotzdem und wider Erwarten 1,5—2 Liter Blut, d. h. 30—35% des Blutvolumens, im Abdomen findet, ohne daß die entsprechenden Kreislaufzeichen (Puls über 100, Blutdruck unter 100) vorhanden waren. Hingegen dürfen wir festhalten — ich weiß nicht, ob Herr AHNEFELD damit einverstanden ist — daß ein *Blutdruck unter 90—100* und ein *Puls über 100* nach angelsächsischer Auffassung im allgemeinen einen *Verlust von 30—40%* des Blutvolumens anzeigen und auf die Notwendigkeit energischer Ersatztherapie hindeuten.

**Ahnefeld:** Ja, ich glaube, daß diese Zahlen in der Regel ihre Gültigkeit besitzen.

**Allgöwer:** Wir haben uns heute morgen schon verschiedentlich mit einer anderen Größe beschäftigt, nämlich mit dem *Venendruck*. Wie Sie wissen, läßt der zentrale Venendruck sehr gute Rückschlüsse auf die myokardiale Leistung einerseits und auf den venösen Rückfluß anderseits zu. Vielleicht kann uns Herr GRUBER darüber berichten, welche Bedeutung wir der täglichen Kontrolle des Venendruckes zuzumessen haben!

**Venendruckmessung**

**Gruber:** Venendruckmessungen können *mit minimalem Aufwand und geringen Kosten* auch in kleinen Krankenhäusern jederzeit durchgeführt werden. Sie sind deshalb zu einem wertvollen diagnostischen Hilfsmittel bei der Schockdiagnose geworden. Aus folgenden Gründen ist der Venendruck ein relativ guter Maßstab für die Beurteilung der Kreislaufverhältnisse: Rund *80% des gesamten Blutvolumens befinden sich auf der venösen Seite*, im Herzen und in den Lungen, und im arteriellen Abschnitt finden wir nur etwa 15—20%. Man weiß, daß Schwankungen von ±10% des Volumens im Venensystem vorliegen können, ohne daß dabei Druckschwankungen auftreten. Man muß sich also darüber klar sein, daß es sich hier um *relativ grobe Messungen* handelt. Nichts desto weniger sind die Venendruckmessungen wichtig, wenn man — wie Herr AHNEFELD bereits betont hat — den zeitlichen Ablauf verfolgt; eine einzelne Messung sagt nicht viel aus. Wir betrachten einen Venendruck in der Größe von *10—12 cm Wassersäule* als *normal*. Als pathologisch haben *Werte über 12 cm* zu gelten — sie deuten auf eine *relative oder absolute Herzinsuffizienz* hin, d. h., es wird der venösen Seite des Herzens mehr Blut angeboten, als es zur Zeit bewältigen kann. Auf der ande-

ren Seite läßt ein Venendruck von *weniger als 6 cm* Wassersäule mit großer Wahrscheinlichkeit auf eine *Hypovolämie* schließen.
Wie gehen wir in praxi vor? Eine Venendruckmessung läßt sich leicht bewerkstelligen, wenn wir ein *Infusionsbesteck mit einem Y-Anschluß* haben. Den Venenkatheter führen wir gewöhnlich durch die V. brachialis ein — hie und da bedient man sich auch der perkutanen Punktion der V. subclavia oder der V. jugularis — und versuchen ihn in die Nähe der V. cava zu bringen, d. h. wir interessieren uns für den sogenannten *zentralvenösen Druck*. Im allgemeinen bevorzugen wir die Messung in der V. cava superior, da hier die Thrombosegefahr geringer ist. Am einen Schenkel des Y haben wir eine Infusionslösung, z. B. eine Elektrolytlösung; der andere Schenkel des Y dient zur Venendruckmessung. Man eicht den Infusionsständer mit einem kleinen Maßstab, der am Ständer aufgeklebt wird. Die Nullinie befindet sich auf Atriumhöhe des Patienten, die wir auf Höhe des Manubrium sterni abschätzen können. Nun füllen wir den Meßschlauch mit isotonischer Kochsalzlösung, klemmen unterhalb der Infusionsflasche ab und lassen die Flüssigkeitssäule mit dem Venendruck sich ausgleichen. Wenn man zuerst auf 20 cm auffüllt und dann abfallen läßt, fließt kein Blut in den Schlauch zurück. *Verwertbar sind nur Messungen, die eine von der Respiration abhängige Schwankung anzeigen.* Es ist deshalb ein weiterer Vorteil, die V. cava superior zu verwenden, weil intraabdominale Druckschwankungen, z. B. bei Operationen, bei Zug von Operationshaken usw., die Messungen beeinflussen können. Nach der Messung klemmt man auf der Seite des Meßschlauches wieder zu und läßt die Infusion ganz langsam eintropfen, damit die Leitung offengehalten werden kann. Ich glaube, daß dieses kleine diagnostische Hilfsmittel häufiger zur Verwendung kommen sollte, da es uns einen recht guten Einblick in die Größe des vorhandenen Blutvolumens im Verhältnis zur Herzleistung zu geben vermag.

**Allgöwer:** Meine Damen und Herren, ich muß Ihnen offen gestehen, daß sich auch in meinem Spital immer wieder Fälle finden, wo ich oder meine Mitarbeiter unverzeihlicherweise den Venendruck nicht oder allzu spät beachtet haben. Informationen über den zentralvenösen Druck müssen uns so selbstverständlich werden wie solche über Puls, Blutdruck und stündliche Nierenleistung. Dies sind alles Hilfsmittel, die ohne komplizierte Apparaturen die Kreislaufverhältnisse des Patienten sehr weitgehend beurteilen lassen.

### Blutvolumen

Leider ist es jedoch so, daß diese relativ einfachen klinischen Bewertungsmöglichkeiten nicht immer ausreichen für unsere therapeutischen Entscheidungen. Nicht selten möchten wir das *Blutvolumen* des Patienten kennen. Dies trifft zu *nach größeren Blutverlusten, die schon zahlreiche Transfusionen nötig gemacht haben.* Die indirekten Zeichen von Blutdruck und Puls sind hier nicht mehr so verläßlich. Anderseits interessiert uns das Blutvolumen des *Patienten im „schlechten Zustand" unklarer Genese,* wenn wir einen Blutvolumenverlust als Ursache des schlechten Zustandes ausschließen wollen. Sie haben heute morgen die Bilder von Herrn ENDERLIN gesehen; es ist an sich möglich, einen Blutverlust nach außen zu überschätzen, viel leichter aber, einen solchen während der Operation oder in einem Hämatom zu unterschätzen. Ich darf deshalb Herrn HOSSLI bitten, uns über die Frage des intraoperativen Blutverlustes etwas zu sagen!

### Intraoperativer Blutverlust

**Hossli:** Die *Bestimmung des Blutverlustes* und überhaupt des Flüssigkeitsverlustes im Rahmen der Schockbekämpfung stellt eine ganze Reihe von Problemen. Vor allem sind zur Beurteilung und Behandlung eines Schockzustandes naturgemäß nur einfache und rasch durchführbare Methoden sinnvoll.
Bei *geschlossenen Verletzungen* ist man vorerst überhaupt nur auf *Schätzungen* oder sehr *approximative Berechnungen* angewiesen, wobei im allgemeinen eher zu niedrige Werte angenommen werden. Es sei nur daran erinnert, daß sich z. B. bei einem Frakturhämatom des Oberarmes, das zu einer Zunahme des Oberarmdurchmessers von durchschnittlich 2 cm geführt hat, eine Volumenzunahme und damit ein Blutverlust von etwa 1 Liter berechnen läßt; beim Oberschenkel entsprechen 2 cm mehr im Durchmesser sogar einem Verlust von 2 Litern Blut aus dem intravasalen Raum. Fehlbeurteilungen und meist Unterschätzungen des Blutverlustes kommen ferner bekanntlich besonders leicht vor bei nicht sichtbaren intrathorakalen oder intraabdominellen und dort wiederum oft bei den retroperitonealen Blutungen. Oder denken wir an die Verbrennungen, wo man den ersten Behandlungsplan in bezug auf die Flüssigkeitszufuhr lediglich an Hand von Faustregeln aufstellen kann!

## Meßmethoden

Bei *Blutungen nach außen* und zur Bestimmung des *intraoperativen Blutverlustes* gibt es mehrere Möglichkeiten, die über die bloße Schätzung hinausgehen, mit welcher man in diesem Fall meist zu hohe Werte annimmt (im Gegensatz zur geschlossenen Verletzung). Prinzipiell kommen zwei Verfahren in Frage, nämlich entweder die *Messung der Differenz des Gefäßinhaltes vor und nach dem Eingriff* (Wägung, Blutvolumenbestimmungen) oder die *Messung der durch die Blutung dem Körper verlorengegangenen und aufgefangenen Blutmenge*. Die Differenzverfahren sind während des Eingriffes praktisch nicht anwendbar, da man den Patienten ja dann nicht wägen kann, bzw. weil bei der Blutvolumenbestimmung während der Verteilungszeit der dabei verwendeten injizierten Stoffe stabile Kreislaufverhältnisse herrschen müssen. Genügend genaue Ergebnisse gibt die *Wägung des ganzen Patienten* selbstverständlich nur dann, wenn in der Bilanz das Gewicht von herausgenommenen Geweben und Organen, von Verbandmaterial, Drainageschläuchen usw., sowie die Perspiratio insensibilis durch Haut und Lungen ebenfalls eingerechnet werden. Sie spielt heute praktisch die größte Rolle in der Kinderchirurgie, wo die wiederholte Wägung technisch einfacher ist als bei frischoperierten Erwachsenen und auch bei Patienten mit schweren Verbrennungen, bei denen die periodische Gewichtskontrolle einen wichtigen Teil der intensiven Überwachung darstellt. Einfacher ist es, die *Gesamtverluste aus dem Operationsfeld laufend zu bestimmen* durch Wägen aller blutigen Tupfer und Abdecktücher, natürlich neben der Messung der Volumina in den Sammelbehältern der Saugpumpen, von entnommenen Blutproben und von Spülflüssigkeiten, und daraus unter Berücksichtigung der zugeführten Flüssigkeiten schon während des Eingriffes wiederholt eine einfache *Blutbilanz* aufzustellen. Leider kommt man aber auch hier in einem wesentlichen Punkt nicht ohne Schätzungen aus, da das Gewicht des Blutes, welches sich in den Abdecktüchern um das Operationsfeld herum und in den Operationskleidern aufgefangen hat, mindestens vorerst nicht bestimmt werden kann. Schließlich sind noch die *Auswaschmethoden* zu erwähnen, bei welchen alle blutigen Tücher, Tupfer usw. gründlich gespült und beispielsweise der Verdünnungsgrad bekannter Substanzen (quantitative oder kolorimetrische Eisenbestimmung) im Waschwasser oder der Stickstoffgehalt gemessen wird. Im Hämapor-

rhometer von Van den Berg wird das Auswasch- und Verdünnungsprinzip angewendet, um schließlich die elektrische Leitfähigkeit des Spülwassers im Vergleich mit einer Kochsalzlösung zu bestimmen, welche den Gesamtelektrolyten des Blutes entspricht. Nachteilig sind dabei die Störungsmöglichkeiten durch Beimischung anderer Elektrolytlösungen, wie z. B. Ergüsse, Spülflüssigkeiten im Operationsfeld, ferner die Tatsache, daß auch hier die in den Abdecktüchern aufgesaugten Blutmengen erst postoperativ bestimmt werden können, und der relativ große Aufwand an Zeit — eine Messung dauert 30 bis 40 Minuten —, an Platz und an Geld — es handelt sich um ein relativ großes, hochentwickeltes und kostspieliges Gerät — sowie auch an Parkdienst, indem die Apparatur nach Gebrauch gereinigt und desinfiziert werden muß. Am einfachsten und genügend genau erscheint uns zur Zeit die Blutvolumenbestimmung mit radiomarkiertem Iodalbumin mit Hilfe des *Volemetrons*.
**Allgöwer:** Welches praktische Vorgehen hat sich bei Ihnen für die *Beurteilung von Kreislauffüllung und -dynamik im Zusammenhang mit größeren chirurgischen Eingriffen* am besten bewährt?
**Hossli:** Den brauchbarsten *Überblick* erhalten wir auf folgende Weise: *Messung von arteriellem und venösem Blutdruck, Hämatokrit und Blutvolumen mit dem Volemetron unmittelbar präoperativ*. *Peroperativ* wird unter Berücksichtigung der in den Tupfern gewogenen, in den Abdecktüchern und Operationskleidern geschätzten, in den Absauggefäßen gemessenen und aller anderen Verluste sowie der zugeführten Flüssigkeiten *wiederholt eine grobe Bilanz* aufgestellt. Wichtige Leitsymptome für den laufenden Flüssigkeitsersatz werden selbstverständlich durch das Verhalten von Puls, arteriellem und venösem Blutdruck gegeben. Eine besonders minutiöse Flüssigkeitsbilanz wird am Ende des Eingriffes aufgestellt, und *postoperativ* erfolgt wiederum eine *laufende Überwachung von arteriellem Puls und Blutdruck und der Verluste wie Wundsekret, Urinproduktion, Schwitzen usw., sowie die periodische Kontrolle von zirkulierendem Volumen (Volemetron) und Hämatokrit*. Bekanntlich hinken die Veränderungen des Hämatokrites bei Blutverlust einige Stunden hintennach, aber seine Messung ist trotzdem bei jeder Flüssigkeitstherapie von großem Wert, da man dadurch einen Hinweis erhält über den aktuellen Eindickungs- bzw. Verdünnungsgrad des Blutes. Zur Gesamtbeurteilung und zur Festlegung des Infusionsplanes wird selbstverständlich das *einfache klinische Bild* vor allem herangezogen, wie es

sich durch Aussehen und Temperatur des Patienten, besonders der Extremitäten und Akren im Vergleich zum Rumpf, sowie durch den Füllungsgrad von Hals-, Hand- und Fußrückenvenen bietet. Venöse Stauung, Hypovolämie oder Sludging können bei einiger Erfahrung schon auf diese Weise erkannt werden. Im allgemeinen ist es zweckmäßig, verlorengegangene Flüssigkeitsmengen aus dem Kreislauf nach Möglichkeit laufend qualitativ und quantitativ gleichwertig zu ersetzen.

**Weitere Venendruckprobleme**

**Allgöwer:** Es freut mich sehr, festzustellen, daß der Venendruck die ungeteilte Aufmerksamkeit des Publikums findet. Es sind dazu gleich vier ähnliche Fragen eingelaufen, die wir noch beantworten wollen, bevor wir uns näher mit dem Blutvolumen beschäftigen. 1. Ist der Venendruck verwertbar, wenn eine *Zentralisation* besteht? 2. Was sagt der *erhöhte Venendruck*? 3. Glauben Sie, daß man unbedingt eine große Vene zur Druckmessung benötigt und nicht auch mit einer *Vene z. B. im Ellenbogenbereich* auskommt? 4. Könnte es nicht vorkommen, daß durch *gleichzeitig vorliegende Herzinsuffizienz und Blutverlust*, der nur ungenau geschätzt worden ist, die Venendruckmessung zu schweren Fehlschlüssen führt? (Gemeint ist wohl, daß der Patient überladen wird.)

**Gruber:** Man muß sich darüber klar sein, daß Venendruckmessungen nur ein einzelnes diagnostisches Hilfsmittel sind, das für sich allein nicht bindend und schlüssig ist. Die Venendruckwerte können nur in Kombination mit den übrigen klinischen Zeichen, wie sie Herr AHNEFELD dargelegt hat, und am besten mit den Blutvolumenmessungen zusammen, beurteilt und verwertet werden. Eine *Messung in der Peripherie ist nicht zulässig:* Wegen der dort vorhandenen Klappen kann eventuell ein ganz anderer Druck angezeigt werden. Es gibt eine ausgezeichnete Arbeit von SYKES [1], die alle Fehlerquellen der Venendruckmessung sehr schön darlegt. Der zentralvenöse Druck ist abhängig von der Vis a tergo, also dem *Kapillardruck*, der das Blut herzwärts treibt, zudem vom *Blutvolumen*, von der *Kapazität des Venensystems*, vom *Tonus der Venenwand*, vom *Gewebsdruck* — es kommt also darauf an, wo der Katheter liegt! — weiter

---

[1] SYKES, M. K.: Ann. roy. Coll. Surg. Engl. **33**, 185 (1963). Siehe auch WILSON, J. N.: Surg. Clin. N. Amer. **43**, 469 (1963).

von den bereits erwähnten *Atemexkursionen,* von der Reibung im Gefäßsystem, d. h. dem *peripheren Widerstand,* wo auch die Viskosität hineinspielt, von der *Herzkraft* und letztens von *mechanischen Hindernissen,* die nicht vernachlässigt werden dürfen, wie Thrombenbildungen an der Katheterspitze usw. Alle diese Faktoren können zu schweren Fehlschlüssen führen. Zusammen mit dem, was ich vorhin bereits gesagt habe, sollten diese Fragen beantwortet sein.
Ferner muß man sich darüber klar sein, daß mehrere *Medikamente und äußere Einflüsse* zu einem *Anstieg* des zentralvenösen Druckes führen können, so Hautreize, Hyperventilation, Überdruckbeatmung, Abfall des $pCO_2$, Katecholamine, Herzinsuffizienz, dann — im Operationssaal besonders wichtig — Lagerung nach Trendelenburg, mechanische Hindernisse, Cyclopropan und Aether. Anderseits führen Wärme, Schlaf, erhöhter $pCO_2$, Ganglienblocker, Thiopental, Histamin, Nitrite, Tieflagerung der Beine, Druck auf die V. cava inferior, Zug am Nierengefäßstiel, Vasopressoren, die nur arteriell wirken, zu einer *Verminderung* des zentralvenösen Druckes. Wenn man diese Faktoren berücksichtigt und sie in Kombination mit den anderen Daten verwertet, kommt man aber zu brauchbaren Schlüssen.
Im *Zweifelsfall* gibt man eine *Testinfusion* in 2 Minuten: Wenn mehr als 2 Minuten verstreichen, bis der Ausgangswert wieder erreicht ist, liegt eine absolute oder relative Hypervolämie vor.

**Bedeutung genauer Blutvolumenbestimmungen**

**Allgöwer:** Der Begriff des *Blutvolumens* ist in unserer Diskussion schon zu verschiedenen Malen aufgetaucht. An den meisten Spitälern ist es schwierig oder unmöglich, diese Größe zu messen. Sollten wir heute zum Schluß kommen, daß wir ohne Blutvolumenbestimmungen keine größere Chirurgie treiben können, so wären die sich ergebenden Konsequenzen recht weitreichend. So weit werden wir zwar nicht gehen müssen, aber als glücklicher Besitzer eines solchen Blutvolumengerätes kann ich sagen, daß es unter Umständen recht wertvolle zusätzliche Informationen liefern kann. Herr GRUBER, darf ich Ihnen zu diesem Thema noch kurz das Wort geben!
**Gruber:** Ich glaube, daß wir trotz allen klinischen Anhaltspunkten und Venendruckmessungen *auf Blutvolumenbestimmungen nicht leichthin verzichten* sollten. Wir alle haben schon Patienten gesehen, bei denen wir auf Grund der üblichen Kriterien nicht annahmen, daß

eine Hypovolämie vorliege; erst durch eine Blutvolumenmessung zeigte sich aber, daß der Patient tatsächlich noch einen ganzen Liter Blut zu wenig hatte, durch dessen Ersatz sein Zustand wesentlich gebessert werden konnte. Auch der umgekehrten Situation sind wir oft begegnet.

Selbstverständlich sind Blutvolumenbestimmungen *während eines massiven, akuten Blutverlustes wertlos*. Es wird auch kaum jemand auf die Idee kommen, sie in solchen Situationen durchführen zu wollen. Wenn es irgendwo massiv blutet, sehen wir es ja — und in diesem Moment kommt es auch keineswegs auf die Kenntnis des Blutvolumens an, sondern darauf, daß wir den Patienten unverzüglich behandeln. Die Blutvolumenmessungen sind besonders dann wertvoll, wenn *schwierige Operationen* bevorstehen, bei denen wir erfahrungsgemäß *mit großem Blutverlust und mit schwierigem postoperativem Verlauf* rechnen müssen. Bei solchen Patienten ist vor der Operation der *Normalwert* zu bestimmen. Geht es dem Patienten intraoperativ oder im späteren Verlauf sehr schlecht, haben wir für weitere Messungen den sicheren Ausgangswert, mit dem wir vergleichen können. Für solche Fälle sind meiner Ansicht nach Blutvolumenbestimmungen besonders wertvoll. Sie stellen wohl das wichtigste Kriterium dar, um bei unklarem Blutdruckabfall sowie zur Kontrolle des Blutersatzes weitere Aufschlüsse zu erhalten. Von den 3 Faktoren, die für einen normalen Kreislauf entscheidend sind — Herzkraft, peripherer Widerstand und Blutvolumen — können wir die beiden ersten Größen klinisch oft schwer beurteilen. Arterieller und venöser Blutdruck sind nur relativ gültige Kriterien. Bei Fällen, wo das normale Blutvolumen nicht bekannt ist, halten wir uns an die 3 Kriterien Geschlecht, Körpergewicht und Körperbau. *Normale Männer haben ein Blutvolumen von 7%, Frauen von 6,5% des Körpergewichtes.* Bei adipösen Personen rechnen wir mit 0,5—1% weniger, bei athletischen mit 0,5—1% mehr.

**Blutvolumen und Nierenfunktion**

**Wolff:** Erlauben Sie mir hier eine Ergänzung, die wir aus den Erfahrungen an unserer eigenen Klinik gewonnen haben. An *gesunden* Versuchspersonen können wir mit einem Mittelwert, einem „*Normvolumen*" rechnen. Wir können nach dem Vorausgeschickten annehmen, daß das Blutvolumen eines Patienten *vor* dem Geschehen, das zum Schock führte, seinem „Normvolumen" entsprach. *Im Schock* gibt es Situationen, in denen das „Normvolumen" nicht dem optimalen Volumen entspricht. Zur Illustration zeige ich Ihnen Daten einer 75jährigen Patientin (40 kg Körpergewicht), die infolge Cholangitis bei Choledocholithiasis im Schock eingeliefert wurde (Rektaltemperatur um 41° C, Extremitätentemperatur ca. 37° C). Wir untersuchten zusammen mit den Herren GIGON und ENDERLIN etwas genauer die *Funktion der Niere* (Inulinclearance, Diurese, $C_{H_2O}$, Na-Ausscheidung, Konzentrationsfähigkeit $U/P_{Inulin}$ und $U/P_{osmol}$) und betrachten sie als möglicherweise repräsentativ für den Zustand des ganzen Organismus. Abb. 9 zeigt die vier Clearanceperioden unserer Patientin:

*1. Periode* mit einem Blutdruck von 85/40 mm Hg und einer glomerulären Filtration von 8%/o der Norm. Starke Exsikkose wurde durch Flüssigkeits- und Elektrolytinfusionen behoben. Blutvolumen unsignifikant erhöht (4,1 l anstatt 3,9 l), daher vorläufiger Verzicht auf Transfusionen.

*2. Periode* nach Administration von Hypertensin mit normalisiertem Blutdruck und normalem Blutvolumen, Anstieg der glomerulären Filtration auf 40%/o der Norm.

*3. Periode* als Kontrolle nach Absetzen des Hypertensins: Blutdruckabfall auf 90/40, glomeruläre Filtration 35%/o der Norm.

*4. Periode* nach Stoßtransfusion von 1 Liter Plasma in 20 Min.: Vergrößerung des Blutvolumens um 25%/o über den Sollwert hinaus, Anstieg der glomerulären Filtration auf 55%/o der Norm. Während 2 Tagen mit wiederum abgefallenem Blutdruck Diurese von 1600 ml pro die und Blutvolumen von 4,9 l, dann spontaner Anstieg von Blutdruck und Hämatokrit, Sinken des Blutvolumens auf 4,25 l und Erholung vom Schock am 4. Tag.

Dieser Fall zeigt, daß das optimale Blutvolumen im Schock, d. h. das *Bedarfsvolumen, weit über dem „Normvolumen"* liegen kann. Unter Kontrolle des zentralen Venendruckes können größere Transfusionen mit geringem Risiko verabreicht werden. Ein Aderlaß kann später eventuell nötig sein.

**Allgöwer:** Ich danke Herrn WOLFF für dieses schöne Beispiel, das uns neuerdings zeigt, wieviele Faktoren bei einem Patienten im Schock eine Rolle spielen können. Technische Details im Zusammenhang mit der Blutvolumenbestimmung können wir uns wohl ersparen — im

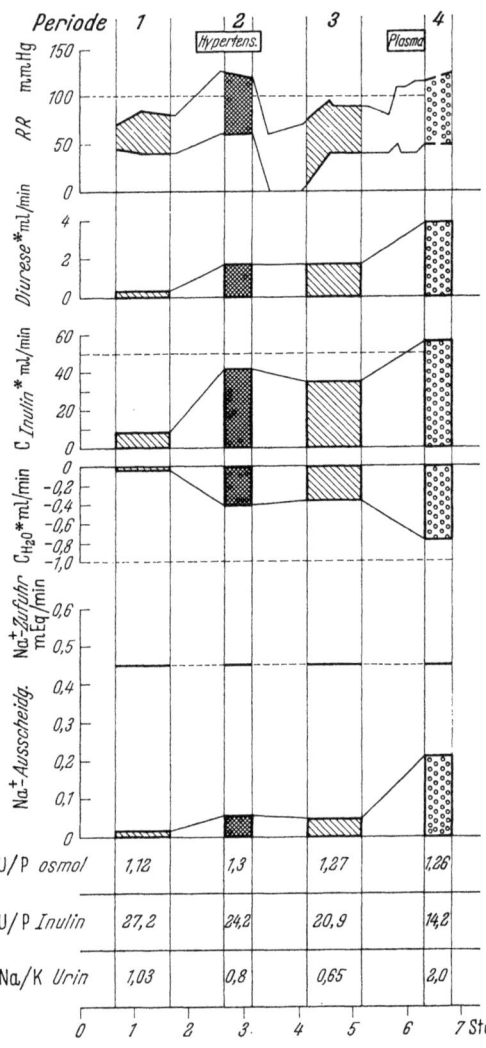

Abb. 9. Vier Clearanceperioden bei einer 75jährigen Patientin im Schock bei Cholangitis (s. Text).
1. Periode: Während Zentralisation,
2. Periode: unter Hypertensin bei normalisiertem Blutvolumen,
3. Periode: Kontrolle bei normalem Blutvolumen ohne Hypertensin,
4. Periode: Blutvolumen 25% über dem Sollvolumen.

(RR: Blutdruck mit Manschette am Arm; $\overset{\circ}{v}$ : Diurese, Blase mit Luft ausgeblasen; $C_{Inulin}$: Inulinclearance bei Inulindauertropfinfusion. [Wir danken Herrn PD Dr. H. THÖLEN, Leiter der Nephrologischen Abteilung der Med. Univ. Klinik, Basel, in dessen Laboratorium die Inulinbestimmungen durchgeführt werden konnten.] $C_{H_2O} = \overset{\circ}{v} - C_{osmol.}$ = freie Wasserclearance; Na-Zufuhr und -Ausscheidung in mval/min$^{-1}$ $U/P_{osmol.}$ = Quotient der Osmolaritäten des Endharns und des Plasmas; $U/P_{Inulin}$ = Quotient der Inulinkonzentrationen des Endharns und des Plasmas: $Na/K_{Urin}$ = Quotient der Konzentrationen von $Na^+$ und $K^+$ im Endharn, auf 1,73 m² Körperoberfläche korrigiert.) (WOLFF, G., J. P. GIGON und F. ENDERLIN, Chir. Univ. Klinik, Basel)

Vorraum steht übrigens das von uns verwendete Gerät, das Sie sich kritisch ansehen können. Bei sorgfältiger Injektionstechnik ist der Apparat tatsächlich sehr leicht zu bedienen, und ich möchte sagen, daß gerade Spitäler, die sich kein Isotopenlaboratorium leisten können, also praktisch jedes Spital mittlerer Größe, damit sehr gut ausgerüstet sind.

Nun, meine Damen und Herren, damit sind wir noch immer bei den Fragen der Schockdiagnose geblieben, und es ist inzwischen noch die Frage nach dem *Venendruck bei Kindern* gestellt worden. Herr GRUBER, können Sie uns auch darüber Bescheid geben?

**Gruber:** Es sind mit Venendruckmessungen meines Wissens auch bei Kindern sehr gute Erfahrungen gemacht worden — wir selber kamen noch nie in die Lage, sie zu verwenden.

**Allgöwer:** Ich glaube, damit haben wir die Schockdiagnose recht eingehend besprochen. Wir wissen nun, daß sie für einen Kreislaufzustand reserviert ist, den die Amerikaner als „*low flow syndrome*" bezeichnen und den BUCHBORN durch das „*verminderte Stromzeitvolumen*" charakterisiert. Das sind wertvolle Begriffe, auch wenn sie noch keine quantitativen Angaben enthalten. Es ist bekannt, daß nach einem Blutverlust von mehr als 30% dieses „low flow syndrome" einzutreten beginnt. Dabei müssen wir — wie schon Herr AHNEFELD gesagt hat — immer auf der Hut sein: Es kann ein gut kompensierender, jüngerer Mensch auch noch bei 40% Verlust das Vollbild vermissen lassen; ist es aber ausgebildet, so besteht Gefahr. Deshalb müssen wir uns für die Diagnostik an die Gesamtheit der besprochenen Kreislaufgrößen halten und den Schock etwas schlagwortartig als die *kalte, hypotone, oligurische Tachykardie* bezeichnen.

## Schockpathogenese

Nun aber interessiert uns wohl alle, was heute zur *Pathogenese* des Schocks bekannt ist. Lange Jahre hat man geheimnisvolle nervale und hormonale Schockfaktoren im Vordergrund gesehen und sich nicht um das Einfachste gekümmert, nämlich um den Blutverlust. Die Bedeutung des Blutvolumenverlustes ist heute endlich deutlich geworden und hat sich in der Therapie fruchtbar ausgewirkt. Der Blutverlust ist aber doch nicht das einzige Element, das in der Pathogenese der Schockzustände eine Rolle spielt. Ich bin deshalb sehr froh, daß wir Herrn Prof. BEIN hier haben, der uns über andere wichtige Faktoren in der Schockpathogenese berichten kann, nämlich über die *Rolle des vegetativen Nervensystems*.

**Bein:** Denjenigen, die es noch nicht wissen sollten, möchte ich sagen, daß ich nicht von der Klinik herkomme, sondern rein vom Experiment. Ich war befriedigt zu erfahren, daß die Schockdiagnose sich eigentlich nur auf rein klinische Symptome gründet. Alles aber, was an Theorie umherschwirrt, basiert auf tierexperimentellen Anordnungen und tierexperimentellen Versuchen. Dies gibt mir vielleicht ein gewisses Recht, hier mitzureden. Neben der einen Schwierigkeit: Tierexperiment auf der einen, Klinik auf der anderen Seite, spielt noch ein zweites, wesentliches Moment herein, nämlich, Ursache und Wirkung voneinander zu trennen. Dies tut sich bereits in der *Etymologie des Schockbegriffes* kund: Ursprünglich war nämlich „Schock" ein Begriff, der sich auf die Gewaltanwendung, auf die Einwirkung bezog und nicht auf das, was sich im Organismus ereignete und die darauf zurückzuführenden klinischen Zustände. Später wandelte sich der Begriff, man sprach von verschiedenen Schockformen, vom Insulinschock, vom Verbrennungsschock usw. — alles Zustände, die sicherlich *pathophysiologisch unterschiedlich* sind und die nun um der Theorie willen künstlich unter einen Oberbegriff gezwängt werden. Ich glaube, das ist nicht richtig.

## Rolle des vegetativen Nervensystems

Was die Rolle des *vegetativen Nervensystems* betrifft, kann ich Ihnen leider nicht sagen, daß eine „Dysfunktion des vegetativen Nervensystems" ursächlich für irgendwelche Schocksymptome verantwortlich wäre. Was wir festhalten können — und dies auch nur vom Tierexperiment aus, und dann gewissermaßen durch Deduktion in der

Klinik — ist die Tatsache, daß *gewisse Reflexe über das vegetative Nervensystem ablaufen* müssen. Das ist weiter nicht erstaunlich; schließlich muß alles, was den Kreislauf betrifft, alles, was die Homöostase angeht, auch irgendwie das vegetative Nervensystem berühren. Ich möchte im Zusammenhang mit dem vegetativen Nervensystem lediglich *einen* Punkt hervorheben, und das ist *die Tiefe der Narkose und die Funktion der sogenannten afferenten Bahnen.* Das vegetative Nervensystem besteht nicht nur aus efferenten Bahnen, nicht nur aus Bahnen, die vom Zentrum zur Peripherie führen, — einerseits über den Sympathicus und anderseits über den Parasympathicus —, sondern es besteht auch aus all denjenigen unzähligen Bahnen, welche die Reize von der Peripherie zur Verarbeitung ins Zentrum führen, um sie nachher wieder in die Peripherie zurückzuleiten.
Bei der *Katze* haben wir im *Darmgebiet* solche afferente Bahnen gefunden, deren Funktion ganz wesentlich durch die Narkose beeinflußt wird, indem die Rezeptoren nur feuern, sofern die *Narkose sehr oberflächlich* gehalten ist. Über solche Bahnen lassen sich vielerlei Reflexe auslösen, z. B. durch Blähen oder Kneifen einer Dünndarmschlinge eine reflektorische Kontraktur der Abdominalmuskulatur. Wir könnten auch die Herzfunktion messen und würden dabei entsprechende Auswirkungen feststellen. Auch Blutdrucksteigerungen nach elektrischer Reizung der Cortex des Frontalhirns lassen sich bei der Katze nur bei ganz oberflächlicher Narkose auslösen. Im vegetativen Nervensystem laufen also sicherlich *Reflexe* ab, die *einerseits durch die Narkose inhibiert, anderseits* — und darauf werden wir wohl zu einem späteren Zeitpunkt zurückkommen — *durch bestimmte Pharmaka unterdrückt* werden können. Wir können nicht behaupten, daß das vegetative Nervensystem verantwortlich sei für die Auslösung eines Schockes; wir wissen lediglich, daß es dabei mitspielt, oder daß bei gewissen Operationen Reflexe, z. B. solche, die von den Lungen auf das Herz ausstrahlen, womit ein Herzstillstand provoziert werden kann, eine Rolle spielen.

**Allgöwer:** Die Rolle des vegetativen Nervensystems in der Schockpathogenese ist nicht leicht zu verstehen, weil wir uns einerseits an der Tatsache stoßen, daß wir *mit nervalen Reizen keinen Schock auslösen* können, anderseits aber feststellen müssen, daß der *Zustand des vegetativen Nervensystems für die Ausbildung des Schockzustandes außerordentlich wichtig* ist. Ich bin Herrn Professor BEIN sehr dankbar, daß er da einige Präzisionen gebracht hat.

Es ist klar, daß das Vegetativum seine Bedeutung vor allem durch *Beeinflussung der Durchblutung* geltend macht. Ich möchte Herrn WOLFF deshalb bitten, uns zu erklären, was in den einzelnen Stromgebieten passiert, wenn wir einen sehr großen Blutverlust, vielleicht in Kombination mit einem starken vegetativen Reiz, vor uns haben.

**Stromzeitvolumen**

**Wolff:** Wenn wir Schock als gestörte periphere Zirkulation betrachten, so ist die einzige Größe, die diesen Zustand beschreibt, das Stromzeitvolumen, d. h. der *Blutfluß in einem bestimmten Gefäßgebiet in Milliliter pro Minute.* Das Stromzeitvolumen ist abhängig vom Blutdruck und vom Widerstand in der Strombahn. Weil die Messung dieser Größe sehr schwierig ist, wurde sie in der Humanmedizin bei pathologischen Zuständen bisher nur ganz am Rande bestimmt, denn die Therapie steht hier natürlich im Vordergrund. Dennoch können wir pathophysiologisch den Zustand nicht voll begreifen, wenn wir nicht mit dem Begriff des Stromzeitvolumens vertraut sind.
Auf technische Einzelheiten der Durchströmungsmessungen kann hier nicht eingegangen werden — es sei aber auf die einschlägige Literatur für die Messung der Nierendurchblutung verwiesen: DEETJEN[1] hat gezeigt, weshalb bei geringem Filtrat die Paraaminohippursäure-Clearance für die Nierendurchblutung nicht repräsentativ sein muß. REUBI und Mitarbeiter[2] sowie COHN und GOMBOS[3] haben sich mit der Entwicklung und Vereinfachung von Farbstoffverdünnungsmethoden befaßt; ein verwandtes Verfahren wird in Kopenhagen seit einigen Jahren praktiziert[4]. Alle Methoden haben bisher folgende Resultate in bezug auf den Schock gezeigt: Bei Hypotension entsteht in jedem Organ zuerst kurzfristig eine Verringerung des Strömungswiderstandes. Dauert die Hypotension an, so vergrößert sich aber der

---

[1] DEETJEN, P., und H. SONNENBERG: Frühjahrstagung der Deutschen Physiologischen Gesellschaft vom 30. 4. bis 2. 5. 1964, Bad Nauheim, Vortrag Nr. 47.
[2] REUBI, F. C., H. GOSSWEILER, and R. GUERTLER: Studies on the renal circulation in man. In: Proc. 2nd Internat. Congress on Nephrology, Prague, 1963.
[3] COHN, J. N., and E. A. GOMBOS: An indicator-dilution method for measuring renal blood flow in man. Clin. Res **12**, 69 (1964).
[4] MUNCK, O.: Renal Circulation in acute renal failure. Oxford: Blackwell Scientific Publications, Ltd. 1958.

Strömungswiderstand. Das dazu nötige zeitliche Intervall ist nicht in allen Organen dasselbe, so daß im Organismus ein nach der Zeit unterschiedliches Muster von Widerständen entsteht. Die Schädigung durch den Schock besteht also darin, daß *bei wieder normalisiertem Blutdruck der Widerstand in einzelnen Organen erhöht bleibt und so die Durchblutung der betreffenden Organe ungenügend ist.* Auf diese Weise manifestiert sich die Schockkrankheit als eine von ihren Ursachen unabhängige und selbständige Krankheit.

**Allgöwer:** Sie würden also mit den alten Befunden von WIGGERS übereinstimmen, der diese Zentralisation speziell auf Hirn und Herz lokalisiert sah, während Nieren- und Mesenterialzirkulation mehr oder weniger gedrosselt sind?

**Wolff:** Am Menschen ist dies noch nicht alles verifiziert, aber am Hund stimmt es weitgehend.

**Allgöwer:** Neben den allgemein gültigen Mechanismen der Schockpathogenese muß man stets auch die individuellen „Handicaps" unserer Patienten berücksichtigen. Das wird besonders bei den Verbrennungen deutlich, gilt aber auch bei allen anderen Fällen. Vielleicht kann uns Herr HOSSLI noch etwas darüber sagen, wie er seine Zürcher einteilt in *Risiko-* und *Nicht-Risiko-Fälle!*

### Risikofaktoren Alter, Konstitution, vorbestehende Krankheiten

**Hossli:** In diesem Rahmen können nicht die verschiedenen Risikograde besprochen werden, die man in der Anästhesiologie in der Regel bei der Einteilung der zu operierenden Patienten anwendet, sondern es soll nur auf drei Umstände aufmerksam gemacht werden, welche die Ausbildung eines Schockzustandes wesentlich beeinflussen können, nämlich *Alter, Konstitution und vorbestehende Krankheiten.*

*Hohes Alter* bedeutet meist allgemeine *Arteriosklerose* und damit verminderte Herzleistung oder zum mindesten reduzierte Herzleistungsreserven. Die Reaktions- und Leistungsfähigkeit des Kreislaufs ist eingeschränkt. Dies bedeutet, daß akute Belastungen, beispielsweise durch *Blutverlust,* schlechter ausgeglichen werden als im mittleren Lebensalter — dementsprechend besteht im Alter bei Blutungen infolge Trauma oder Krankheit erhöhte Schockgefahr. In der Alterschirurgie ist somit der Grundsatz, daß Blutverluste nach Möglichkeit zu vermeiden (Chirurg!) oder wenigstens frühzeitig zu erkennen und auszugleichen seien (Anästhesist!), ganz besonders wichtig. —

Beim *Kleinkind* oder beim *Säugling* darf zwar im allgemeinen eine gute Reaktionsfähigkeit und Leistungsreserve erwartet werden, aber anderseits ist die *Bedeutung von Fehleinschätzung* eines Blutverlustes und infolgedessen einer Fehlbehandlung relativ viel größer.
Unter den verschiedenen *Konstitutionszuständen* ist zu berücksichtigen, daß z. B. bei *Adipositas* die Leistungsreserven von Atmung und Kreislauf vermindert sind, währenddem beim *Leptosomen* und *Astheniker* mit besonderer Vasolabilität auf verschiedenartigste Belastungen und dadurch mit erhöhter Schockneigung zu rechnen ist.
Äußerst komplex ist die Frage der Beeinflussung eines Schocks bzw. seiner Entstehung durch krankhafte Zustände. Es sei beispielsweise nur erinnert an die *Exsikkose* mit Veränderungen von Turgor, Hämatokrit und Venendruck, weiter an die *Intoxikationen* ganz allgemein, angefangen beim Ileus mit dem Freiwerden von Endotoxinen aus enteralen Erregern und großen Flüssigkeitsverlusten in Darm und Mesenterium, bis zu den *Stoffwechselstörungen mit metabolischer Azidose* (Diabetes, Urämie, Leberinsuffizienz) oder den *Fieberzuständen* mit vermehrter Säureproduktion bei gleichzeitig erhöhtem Sauerstoffbedarf. Ferner können *Atemstörungen* eine entscheidende Rolle spielen.
Zweifellos können auch gewisse Reaktionen des *vegetativen Nervensystems* die Ausbildung oder den Ablauf von Schockzuständen beeinflussen. Die Erfahrungen der Anästhesiologie zeigen aber immer wieder, daß intraoperativ ausgelöste vegetative, vor allem vagale Reflexe, wie z. B. infolge Druck auf das Karotissinusgebiet bei Halsoperationen, Zug am Lungenhilus oder am Mesenterium, schon in oberflächlicher Narkose weitgehend gedämpft sind. Teilweise kommt diese *Schockprophylaxe* allerdings bereits durch die übliche *Prämedikation mit vagolytischen Stoffen* zustande; wesentlich ist aber wahrscheinlich auch die *moderne Anästhesietechnik,* bei welcher durch Sicherung der freien Atemwege mittels endotrachealer Intubation und durch ständige adäquate Beatmung mit sauerstoffreichem Gemisch jegliche *Hypoxie oder Hyperkapnie vermieden* wird.
**Allgöwer:** Herr BEIN hat sich soeben geregt!

### Reflexblockierung durch Pharmaka

**Bein:** Ich bin sehr glücklich zu erfahren, daß wir im wesentlichen übereinstimmen. Die einzige Differenz liegt, glaube ich, in der Vorbehandlung der Patienten. Herr HOSSLI, behandeln Sie Ihre Patien-

ten mit keinem Medikament vor, sondern bringen Sie sie direkt auf den Operationstisch mit einer leichten Narkose?
**Hossli:** Natürlich spielt die Prämedikation eine wesentliche Rolle. Ich wollte lediglich folgendes sagen: Wenn wir 1 Stunde vor der Operation $^1/_4$ oder $^1/_2$ mg *Atropin* geben, ist in der 3. Stunde des Eingriffs wohl keine große Wirkung mehr vorhanden, und dennoch bleiben beim Zug am Lungenhilus die gefürchteten Reflexe aus — wahrscheinlich, weil wir die viel wichtigere Hypoxie und Hyperkapnie zu vermeiden wissen.
**Allgöwer:** Erklärt sich der Interpellant als befriedigt?
**Bein:** Als nicht befriedigt! Wenn Sie nämlich Atropin geben, dann haben Sie bei einer wirksamen Dosis nach 3 Stunden sicherlich noch einen Effekt, und gerade mit diesen Pharmaka, die auf das vegetative Nervensystem einwirken, erreichen Sie eine Blockierung mancher Reflexe. Ich glaube, die Frage, ob es sich dabei nur um eine Hypoxie oder nur um Reflexe handelt, ist nicht zu entscheiden, sofern nicht ganz *saubere Versuchsanordnungen auch in der Klinik* vorherrschen.
**Allgöwer:** Es bleibt uns wohl nichts anderes übrig, als diese Frage offen zu lassen, weil wir neben dem Vegetativum noch weitere pathogenetische Faktoren besprechen möchten.
*In schweren Schockzuständen scheint das Gerinnungssystem sich zu verändern.* Sie haben vielleicht von intravasaler Gerinnung und von Verbrauchskoagulopathie gehört, und es schiene mir nützlich, wenn Herr ECKMANN darüber etwas sagen könnte.

**Intravaskuläre Gerinnung**

**Eckmann:** Im Schock herrschen tatsächlich sehr merkwürdige und widersprüchliche Gerinnungsverhältnisse. Wenn wir uns dieses Paradoxon an einem *Extremfall* vorzustellen versuchen, würde das etwa so aussehen: Wir stellen in der initialen Schockphase eine verminderte Gerinnung fest; auf die Gabe von Antikoagulantien normalisiert sich diese verminderte Gerinnung, und es folgt eine Phase erneuter spontaner Thrombosegefährdung, die dicht gefolgt ist von einer neuerlichen Verminderung der Gerinnungsfähigkeit. Wie können solche *paradoxale Zustände* entstehen? In der initialen Schockphase sind *Mikroaggregate*, kleine Emboli, vielfach beobachtet und bestätigt worden, welche sich ausschließlich *aus Thrombozyten* zusammensetzen und die für die Gerinnungsaktivität bzw. -inaktivität in

Kreislauf benötigten Thrombozytenzahlen sehr stark reduzieren. Die Kleinheit der Plättchen-Emboli führt zu ihrer Ansammlung im postkapillären Gebiet, wo es im Schock auch zur Häufung anderer korpuskulärer Blutelemente kommt.

Manche Untersuchungen deuten darauf hin, daß sich die postkapillären Plättchen-Emboli *auflösen,* wenn in Kombination *Heparin und fibrinolytisch aktive Substanzen* zugeführt werden. Andere Untersucher geben lediglich an, daß im Experiment die *Bildung* der Thrombozyten-Emboli durch Heparin und Fibrinolysin verhindert werde; die schon bestehenden Konglomerate würden aber nicht mehr aufgelöst. Dieses Experiment ist mit der Einschränkung zu beurteilen, daß Fibrinolysin keine ideale Ergänzung zum Heparin ist, weil es andere Fermente gibt, die eine größere fibrinolytische Wirkung haben als das Fibrinolysin selbst. Ob es sich nun aber um eine Verhütung oder um eine Auflösung dieser Thrombozytenembolisierung handelt — das therapeutische Ziel bleibt in jedem Fall lohnend, und es ist sicher richtig, durch die geschilderte Kombination dieses Gerinnungsphänomen anzugehen.

In *späteren Schockphasen* lassen die zirkulatorischen Bedingungen eine *verstärkte Thrombosegefährdung* erwarten. Die vorangegangene venöse Hypozirkulation hat die intravaskuläre Gerinnung gefördert. Eine *gezielte Prophylaxe* ist aber *schwierig,* weil man auch mit den chemischen Gerinnungsstörungen rechnen muß. Diese ergeben sich unter anderem daraus, daß in der initialen Schockphase auch die Biosynthese Prothrombins beeinträchtigt wird. Der Quick-Test erlaubt uns zu beurteilen, wie weit wir mit der Prophylaxe gehen dürfen. Hier handelt es sich allerdings nicht mehr um eine Fibrinolysin- oder Antithrombinprophylaxe, sondern natürlich um eine *Antiprothrombin-Verabreichung.*

**Kardiale Faktoren**

**Allgöwer:** Nach diesen Ausführungen möchten wir nun gern auch wissen, was das *Herz* im Schock für eine Rolle spielt. Stellt das myokardiale Versagen ein wesentliches Element der Schockpathogenese beim chirurgischen Patienten dar? Vielleicht orientiert uns Herr WOLFF zu diesem Thema!

**Wolff:** Das Herz spielt im Schock auf zwei Arten eine Rolle: Erstens als *primäre* Schockursache, wenn eine *verminderte Herzleistung* das Schlagvolumen erniedrigt. Hier kommen alle Diagnosen in Frage:

von den Rhythmusstörungen, der Herzmuskelinsuffizienz über die koronaren Erkrankungen bis zu der äußeren Bedrängung des Herzens durch Flüssigkeit im Perikard. Zweitens, und das besiegelt oft das Schicksal von Schockpatienten, wird *infolge des erniedrigten Druckes* im Aortenwindkessel die *koronare Durchblutung sinken,* worauf das Herzversagen als sekundäre Komplikation hinzutritt. Die Durchblutung der Koronarien ist im Schock ebenfalls verändert. Normalerweise fließt das Blut in den Koronarien nur während der Diastole, bei einem Druck unterhalb von ungefähr 70 mm Hg dagegen nur noch in der Systole, also gegen den Widerstand der kontrahierten umgebenden Muskulatur. Die wichtige Bedeutung des Herzens im Schock liegt wohl darin, daß sich am Herzen ein *tödlicher Circulus vitiosus* abspielen kann.

**Allgöwer:** Ich glaube, etwas muß man in diesem Zusammenhang immer bedenken: Unter unseren Patienten haben wir stets wieder ältere Menschen, bei denen das Herzversagen eine wesentliche Rolle spielen kann; auch bei Verbrennungen zeigt es sich mehr und mehr, daß eine myokardiale Schädigung von Bedeutung ist, jedenfalls kommt es gerade dort auf eine richtige Herzbehandlung an. Im allgemeinen werden wir aus dem Verlauf des Venendruckes und aus der übermäßigen Tachykardie die Notwendigkeit zur eigentlichen Herzbehandlung erkennen.

**Wolff:** Sicher ist in diesen Situationen eine Herztherapie indiziert.

**Allgöwer:** Wir digitalisieren die Patienten in solchen Fällen denn auch sofort mit Cedilanid, 1,6 mg in 24 Std., eventuell mit Digilanid.
— Nun, Herr BEIN, nachdem wir uns schon über das Vegetativum unterhalten haben — wie verhält es sich wohl mit den anderen wichtigen Elementen des Schocks? Was glauben Sie zum Thema der *Schocktoxine* aussagen zu können? Gibt es überhaupt so etwas?

### Schocktoxine und Endotoxin

**Bein:** Während der Diskussion mit Herrn HOSSLI ist mir klar geworden, daß ich offensichtlich etwas nicht genügend präzisiert habe. Ich glaube nicht — und tierexperimentell gibt es keinen Anhaltspunkt dafür — daß wir durch das vegetative Nervensystem einen Schock auslösen können. Wir können höchstens *gewisse Reflexe auslösen,* die vielleicht schädlich sein können. Nun, im Experiment können wir aber bestimmt mit *Toxinen* einen Zustand hervorrufen, der beim Tier das Bild eines ausgeprägten Schockes ergibt. Ob dieses Modell

in der Klinik bedeutsam ist, läßt sich nicht mit Sicherheit sagen. Es gibt Verfechter der Ansicht, z. B. in Amerika, daß diese Toxine auch in der *Klinik* von großer Bedeutung sind. Ursprünglich war SHORR ein Vertreter dieser Richtung, dann hat FINE in Boston diese Theorie ausgebaut. Durch eine *herabgesetzte Gewebsdurchblutung* im Schock — das ist ganz sicher ein primäres Symptom für Schock — soll es zu einer *Schädigung des retikuloendothelialen Systems* kommen, dadurch zu einer *Unfähigkeit der Inaktivierung von Endotoxinen,* die laufend aus dem Magen-Darm-Kanal resorbiert wurden und in der Leber nicht mehr inaktiviert werden können. Diese Toxine sollen sich anreichern und nachher eine Kreislaufschädigung bewirken. Es gibt ernsthafte Verfechter dieser Theorie; es gibt Leute, die sagen, daß ein hämorrhagischer Schock im Tierversuch durch Behandlung mit Antibiotika gehemmt werden kann, aber es gibt auch ernst zu nehmende *Kritiker* dieser Theorie, u. a. LILLEHEI, der keine Schutzwirkung mit Antibiotika im hämorrhagischen Schock des Hundes sah. Ferner wird der Einwand erhoben, daß ein Schock auch bei keimfrei aufgezogenen Ratten erzeugt werden kann, Ratten, die also keine Bakterien, keine Toxine in ihrem Gastrointestinaltrakt haben.
Durch *Injektion von Endotoxinen* können wir beim Tier, sei es Katze, Kaninchen oder Hund, ein typisches *Schocksyndrom* hervorrufen. Nach Injektion einer wirksamen Dosis eines Endotoxins kommt es nach einer gewissen Latenz zu einem *abrupten Blutdruckabfall,* der vielleicht nur wenige Minuten dauert; der Blutdruck kann sich dann etwa auf derselben Höhe wie normal halten, um nach 1—2 Stunden plötzlich zusammenzubrechen. Hierbei ist charakteristisch — und darauf möchte ich später nochmals zurückkommen —, daß die *Wirkung von pressorisch wirkenden Aminen,* z. B. Adrenalin, Nor-Adrenalin, eindeutig *verändert* wird, indem es zu einer Abschwächung, beim Adrenalin sogar zu einer eigentlichen Umkehr der Wirkung kommen kann. Diese Wirkungsbeeinträchtigung von endogenen Pressorsubstanzen haben wir auch dann beobachtet, wenn sich die Höhe des arteriellen Blutdrucks nach der Endotoxingabe praktisch nicht änderte. Ich glaube, daß einer der *wesentlichsten Faktoren im Endotoxinschock die Änderung der Wirkung von anderen, körpereigenen Substanzen* ist.

**Allgöwer:** Diese Feststellungen sind sicher von praktischer Wichtigkeit. Ob es Endotoxin ist oder nicht, das mag vorläufig noch dahingestellt bleiben. Wir sind in zwei Situationen immer wieder in Gegenwart von Toxinen, die sich kaum anzweifeln lassen: Da sind einmal die Zustände der *Peritonitis,* wo sicher Endotoxin beteiligt ist, und wo wir diese toxische Komponente mit in Berücksichtigung ziehen müssen. Anderseits haben wir die Stoffe des gestauten oder strangulierten Darms, wo neben Endotoxin offenbar davon verschiedene, in der Darmwand entstehende Substanzen von Bedeutung sind. Sie bewirken das, was Herr BEIN beschrieben hat: Eine *veränderte Reaktion auf Katecholamine.* Wir können hier nicht näher auf Einzelheiten eingehen, aber ich glaube, wir müssen uns auch dieses dritte Element neben Blutvolumen und Vegetativum immer wieder vor Augen halten.

### Störungen im Säure-Basen-Haushalt

Schon heute morgen haben wir von der Bedeutung der *Säure-Basen-Veränderungen* gesprochen, und Herr AHNEFELD ist wohl so freundlich, uns in kurzen Worten die Bedeutung der beim Patienten im Schock beobachteten Störungen nochmals in Erinnerung zu rufen.
**Ahnefeld:** Daß es solche Veränderungen im Säure-Basen-Haushalt in Richtung einer *Azidose* gibt, ist seit langer Zeit bekannt. Wir waren aber bei neueren Untersuchungen, ähnlich wie ZIMMERMANN und andere, sehr überrascht, daß eine Azidose schon so kurze Zeit nach einem Trauma eintreten kann. Wir haben bei Verbrennungen z. B. *schon nach 1 Stunde* einen ganz erheblichen *Abfall der pH-Werte auf 7,2, sogar bis 7,1* finden können. Warum? Wir wissen, daß in Abhängigkeit von der Ursache, von der Intensität und Dauer der mitwirkenden Faktoren der Ablauf des Schocks beeinflußt wird. Wir wissen, daß das Volumen dabei eine wesentliche Rolle spielt, daß es zur Vasokonstriktion kommt. Durch die Vasokonstriktion kommt es aber gleichzeitig auch zu einem wesentlichen *Abfall der Gesamtpufferungskapazität des Organismus;* wie MOORE angibt, sinken sie bis auf etwa $1/10$ des Normalwertes. Diese Tatsache ist aber nicht allein durch Volumenverluste erklärlich, die sicher im Vordergrund stehen, sondern durch die während einer Hypovolämie einsetzende Mitwirkung der Katecholamine, durch die Veränderung der Suspensionsstabilität des Blutes, eventuell durch eine veränderte Herzleistung bedingt. Von all diesen Faktoren haben wir ja bereits gesprochen. Es kommt letztlich immer — und damit fassen wir nochmals die Definition eines Schocks zusammen — zu einer Störung der Relation zwischen Herzzeitvolumen und peripherem Bedarf. Wenn diese Relation gestört ist,

dann werden zahlreiche Faktoren wirksam, dann kommt es zu einer Minderdurchblutung, zu einer Hypoxie der Gewebe, zum Übergang in den *anaeroben Stoffwechsel*. Und da diese vielen Faktoren bei schweren Verletzungen sehr schnell einsetzen und zusammenwirken, verschiebt sich auch das Säure-Basen-Gleichgewicht relativ rasch in Richtung einer Azidose, die wir wiederum in Abhängigkeit vom Zeitfaktor nicht allein durch Volumenersatz, sondern durch eine gezielte Therapie beseitigen müssen.

**Allgöwer:** Gerade der Erkennung der Azidose kommt eine wichtige Bedeutung zu. Wir haben heute morgen davon gesprochen, daß die Diagnose der Azidose nicht schwer zu stellen ist, sofern man die nötige Ausrüstung besitzt. *Daran denken,* daß jeder schwere Zustand, jedes Darniederliegen des Kreislaufs meistens zur Azidose führt — das können wir ohne diese Ausrüstung, und auch wenn sich die Azidose nicht in allen Fällen objektivieren läßt, so werden wir doch unsere therapeutischen Entschlüsse danach richten.

Hier habe ich noch eine Frage, mit der wir diese Diskussion über die Pathogenese abschließen könnten. Ich möchte mich mit dieser Frage nach der *Störung der Mikrozirkulation* an Herrn WOLFF wenden — Herr ECKMANN hat schon auf die Thrombozyten hingewiesen, die in den postkapillären Venulen konglutinieren; nun möchten wir noch etwas hören über diese Störung der Mikrozirkulation, die mit dem schönen Schlagwort „Sludge" belegt wurde.

**Sludge**

**Wolff:** Im Schock werden Veränderungen im Blutserum beobachtet, und zwar nehmen die *Fraktionen der großen Eiweißmoleküle, Fibrinogen und Gammaglobuline, zu, Albumin sinkt ab,* wie dieses Beispiel eines Patienten mit Unterschenkelfrakturen zeigt (Abb. 10).

Damit mag die *verminderte Suspensionsstabilität* der Erythrozyten im Zusammenhang stehen, die zu deren Verklumpung in den Kapillaren beiträgt. Die folgende Abbildung zeigt eine Photographie der *Konjunktiva* des gleichen Patienten, dessen Serumwerte wir vorhin betrachtet haben. In den Kapillaren sind die unterbrochenen Züge der Erythrozyten mit den typischen Lücken zu sehen (Abb. 11).

**Allgöwer:** Sind Sie der Ansicht, daß diesem Sludge-Syndrom eine wesentliche pathogenetische Bedeutung im Schockgeschehen zukommt, oder ist es ein Epiphänomen?

**Wolff:** Es mag in gewissen Organen eine Rolle spielen. Exakte Messungen von Widerstandszunahme durch Sludge kenne ich nicht. Das Phänomen wurde *lediglich optisch beobachtet*, und zwar am *Mesenterium* und an den *Konjuktiven*.

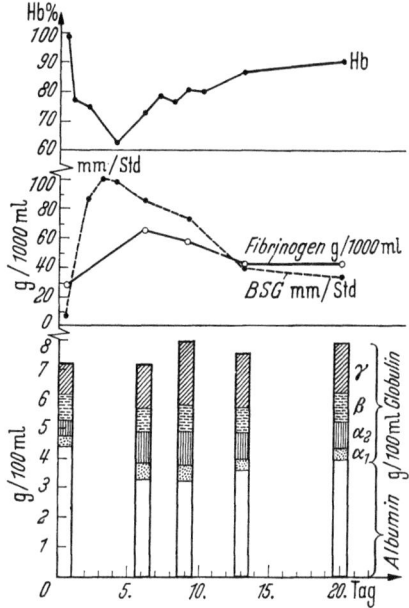

Abb. 10. Veränderungen des Hämoglobins, der Suspensionsstabilität und der Plasmaproteine bei einem Patienten mit komplizierter Unterschenkelfraktur. (Nach L.-E. GELIN, „Flüssigkeitsersatz im Schock" in: Schock, Stockholm, 27.—30. Juni 1961, Springer Verlag 1962, p. 373.)

**Allgöwer:** An sich ist das Phänomen des Sludge nach Trauma oder Operation sehr eindrücklich. Dr. MÜLLER hat während des ganzen letzten Winters unsere Frakturpatienten in bezug auf Sludge beobachtet und festgestellt, daß jeder mittelmäßig bis schwer Traumatisierte dieses Phänomen aufweist. Die Patienten sind aber *subjektiv völlig beschwerdefrei* und werden in diesem Zustand entlassen. 2 bis 3 Wochen nach dem Trauma ist die Erythrozytenverklumpung verschwunden. Sludge ist sicher ein Element, das in der Mikrozirkulation von Bedeutung sein kann, aber wir sind uns noch nicht ganz

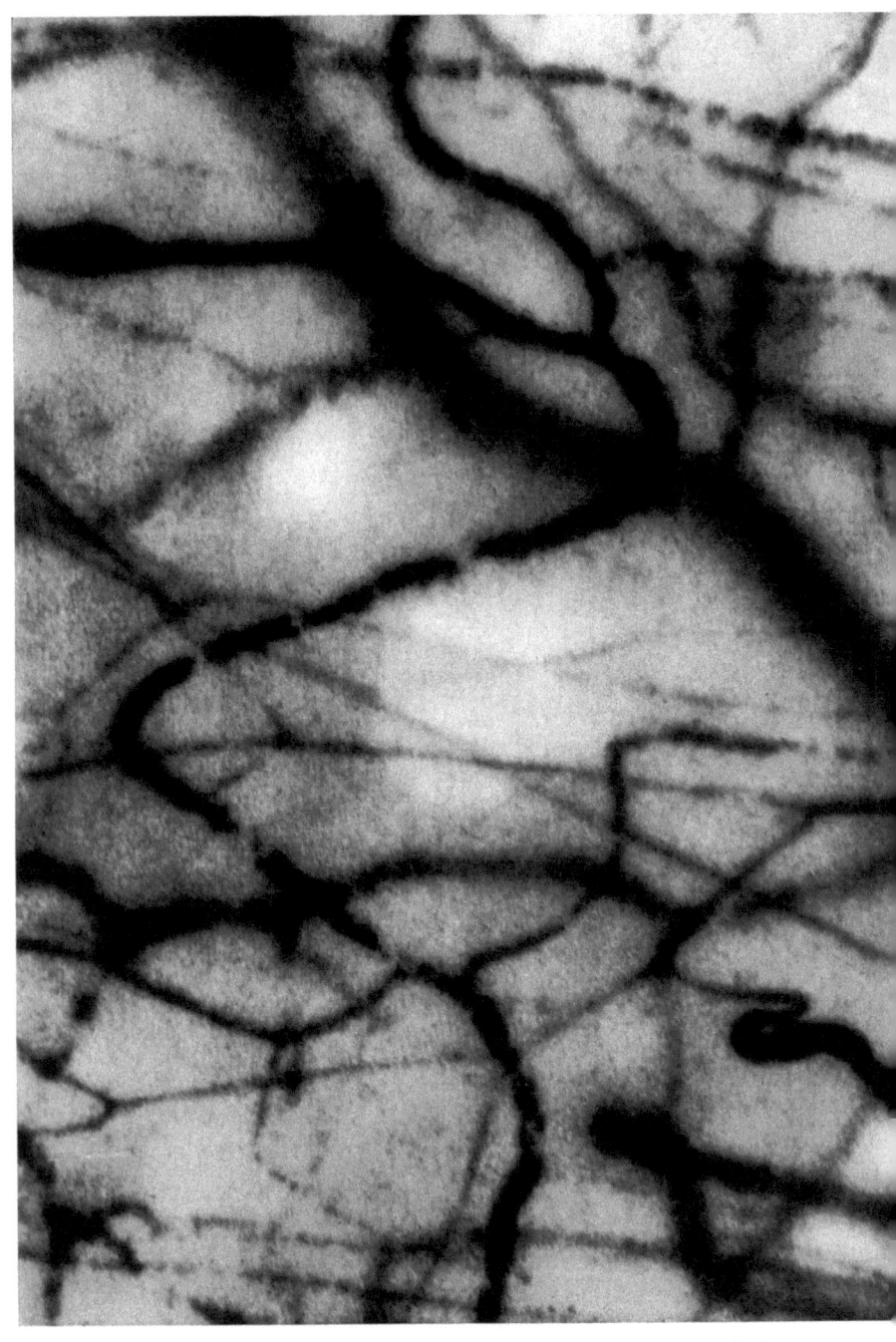

Abb. 11. Kapillarströmung in der Konjunktiva 18 Stunden nach der Verletzung (Patient von Abb. 10). (Nach L.-E. GELIN, ebenda p. 374.)

klar, wie weit es pathogenetisch ins Gewicht fällt. Beim normovolämischen Patienten dürfte es geringe, beim hypovolämischen größere Bedeutung besitzen.

**Schocktherapie**

**Allgöwer:** Damit, meine Damen und Herren, wenden wir uns wieder handgreiflicheren Problemen zu, nämlich: Was tun mit einem Patienten im Zustand der „schlechten Zirkulation"? Die Pathogenese — ich gebe es zu — ist schwer zu überblicken, und vielleicht sind wir an diesem Tisch in gewissen Fragen etwas theoretisch geworden, obschon hinter allen diskutierten Problemen Realitäten stehen, deren Vergegenwärtigung sicher nicht wertlos ist.
Nun aber zurück in den Alltag. Wir haben kein Kapillarmikroskop, nur die eingangs erwähnten klinischen Hinweise und müssen ohne Verzug therapeutische Entscheidungen treffen. Entsprechend der Beobachtung, daß der im Vordergrund stehende pathogenetische Faktor der Volumenverlust ist, wollen wir uns zuerst fragen, was bei einem solchen Kreislaufbild an *Ersatztherapie* zu verordnen ist. Was steht uns für solche Fälle zur Verfügung, Herr ECKMANN? Als Nachbar des Blutspendezentrums in Bern sind Sie wohl in der Lage, uns darüber erschöpfend Auskunft zu geben!

**Blut- und Plasmakonserven**

**Eckmann:** Das Zentrallaboratorium des Schweizerischen Roten Kreuzes erfüllt in dieser Beziehung eine doppelte Funktion. Es liefert uns eine ganze Reihe von Produkten, die aus menschlichem Blut gewonnen werden und gibt uns sogar die Theorien darüber, was von diesen Produkten zu halten ist. Wir wollen uns hier vorwiegend auf den ersten Teil konzentrieren.
Wenn wir vom Roten Kreuz *Vollblut* bekommen, dann ist das nicht nur Blut, sondern *pro Transfusion auch 2,5 g Glukose, 0,47 g Zitronensäure und 1,6 g Natriumzitrat,* also ganz erhebliche Mengen von Salzen und Säuren, die vor allem für den Patienten im Zustand der kalten, hypotonen Tachykardie von großer Bedeutung sein können. Man kann Blut nicht nur als Blutkonserve transfundieren, sondern auch *in Mischung mit anderen Infusionslösungen,* die bei der Schockbehandlung indiziert sein können, und man denke immer dar-

an, daß wir für diesen Zweck vom Roten Kreuz verschiedene, quantitativ unterschiedliche Transfusionslösungen geliefert erhalten.
Das *Trockenplasma* entspricht ungefähr der vollständigen normalen Plasmaverteilung; es ist, wie Sie wissen, nicht von jedem Hepatitisrisiko befreit. Mehr Interesse hat deshalb in der letzten Zeit die sog. PPL, eine *pasteurisierte Plasmaproteinlösung*, gewonnen, die heute schon in der 2. Form vorliegt, als sogenannte PPL 2, die sich von der ersten Form dadurch unterscheidet, daß sie fast nur noch Albumin und viel weniger Globuline, vor allem *keine Gamma-Globuline, keine Gerinnungsfaktoren, kein Fibrinogen* enthält; sie hat den normalen Salzgehalt des Plasmas. Das Pasteurisierverfahren für menschliches Plasma ist insofern ingeniös, als es das Hepatitisrisiko, ferner das sonst mit dem Kochen von Plasma verbundene Risiko ausschaltet. Es ist zu berücksichtigen, daß die wenigen eventuell noch vorhandenen Globuline viel größere Moleküllaggregate haben als normales Plasma. Das kann bei der Therapie dann ins Gewicht fallen, wenn es sich um die Beseitigung des Sludge handelt.
Weiter haben wir die *Human-Albuminlösung*, reines, auf 15%  konzentriertes Albumin, das etwas salzärmer ist, dem Gewebe Wasser entzieht und in der mengenmäßig kleinen Dosis von 70 ml die onkotische Wirkung eines Viertelliters Plasma hat.
Die *Fibrinogenfraktion* ist ebenfalls erhältlich; bei Fibrinogenmangelzuständen können wir sie in der Dosis von 3—8 g sehr wirksam verwenden.
Im weiteren bekommen wir ein *Thrombozytensediment*, welches dann indiziert sein kann, wenn die vorhin erwähnten initialen Gerinnungsstörungen sehr stark ins Gewicht fallen. Wir dürfen sie aber — das geht auch aus dem vorhin Gesagten hervor — nur verwenden, wenn wir gleichzeitig Heparin und eine fibrinolytisch aktive Substanz geben. Auf Produkte, die wir nur in seltenen Fällen brauchen, wie das antihämophile Globulin usw., will ich hier nicht eingehen.

### Erwärmung der Blutkonserven

**Allgöwer:** Herr Hossli, was halten Sie von der Erwärmung des Infusionsblutes?
**Hossli:** Vor großen Eingriffen läßt sich der zu erwartende Blutverlust meist nur sehr annähernd abschätzen. Man stellt deshalb eine größere, voraussichtlich genügende Zahl von Konserven im Kühlschrank be-

reit. In ähnlicher Weise wird auch auf Unfallstationen gekühltes Blut bereitgehalten. Muß nun während Operationen bei plötzlich auftretender Blutung oder bei Notfallpatienten der Kreislauf rasch aufgefüllt werden, so transfundiert man Blut von etwa 4 °C, was bei Zufuhr kleiner Mengen wohl irrelevant ist, bei Verabreichung von vielen Konserven innert kurzer Zeit aber eine beträchtliche *Abkühlung des Organismus* zur Folge hat. Die *Herzleistung sinkt* infolge von Bradykardie und Kontraktionsschwäche, die durch Abkühlung des Sinusknotens und des Myokards hervorgerufen sind. Die Folge ist eine *Mangeldurchblutung der Peripherie mit Hypoxämie und der Akkumulation saurer Metabolite sowie weiterer Verminderung des Herzminutenvolumens*, d. h. die Entwicklung eines Circulus vitiosus mit resultierendem *Schockzustand.*

Die Erwärmung des Blutes längs des Infusionsschlauches mittels Heizkissen und anderen Wärmespendern ist schlecht steuerbar, problematisch und oft sogar gefährlich. Vielerorts werden die Blutkonservenflaschen deshalb über längere Zeit bei Zimmertemperatur bereitgestellt oder gar im Wasserbad temperiert. Diese Methoden haben aber die Nachteile, daß die Flüssigkeit in der Flaschenmitte vorerst kühl bleibt und daß das Blut zu lange über der Kühlschranklagerungstemperatur gehalten wird, wodurch bei einer sporadischen Verunreinigung mit Mikroorganismen das Wachstum der Erreger und damit die Toxinbildung in verhängnisvoller Weise begünstigt werden. Diese Gefahren können heute durch gleichmäßige rasche *Aufwärmung des Transfusionsblutes mit Hochfrequenzströmen* vermieden werden. Die Vorteile der Hochfrequenzaufwärmung, welche besonders im Operationssaal und in Notfallstationen ins Gewicht fallen, sind folgende:
1. Das Blut kann bei idealer Temperatur transfundiert werden.
2. Bei korrekter, sofortiger Verabreichung nach der Erwärmung ist die Gefahr der Bakterienentwicklung praktisch ausgeschlossen.
3. Das im Kühlschrank gelagerte Blut steht in kürzester Frist transfusionsbereit zur Verfügung. Eine präoperative Bereitstellung bei Zimmertemperatur und damit die allfällige Notwendigkeit, nicht sogleich verwendetes Blut wegwerfen zu müssen, fallen dahin.
**Allgöwer:** Leider haben wir nicht immer genügend körpereigene Stoffe zur Verfügung und sind deshalb in Katastrophenfällen oft genötigt, zu sogenannten *Plasmaersatzstoffen* zu greifen — ein Problem, das kürzlich in unserem Lande vermehrtes Interesse gefunden hat. Herr GRUBER, wollen Sie sich an dieses Kapitel wagen!

Plasmaersatzstoffe

**Gruber:** Da wir die Erythrozyten leider bis heute nicht künstlich herstellen können, müssen wir zur Deckung von Blutverlusten Plasmaersatzstoffe verwenden. Wir haben bereits vorhin gehört, daß dem Volumendefizit eine entscheidende pathogenetische Bedeutung zukommt. Es wird deshalb bei den Plasmaersatzstoffen vor allem darum gehen, einen *genügend langen und ausreichenden physiologischen Volumeneffekt* zu erzielen. Seit dem Beginn des 1. Weltkrieges wurden unzählige Substanzen auf ihre Eignung als Plasmaersatzstoffe geprüft; heute stehen eigentlich nur noch ihrer drei zur Diskussion: das Polyvinylpyrrolidon, kurz PVP, das praktisch jedoch überall aufgegeben wurde, weil es im Körper nicht abgebaut wird — daneben die *Gelatine* und das *Dextran*. Man muß sich demnach entscheiden, welches von diesen beiden man als Plasmaersatzstoff verwenden will. Es ist eine seit langem bekannte Tatsache, daß eine Substanz mit einem Molekulargewicht, das unter der Nierenschwelle liegt, durch die Kapillarporen diffundiert, daher auf die Dauer *keinen effektiven onkotischen Druck* ausüben und *keine genügende Volumenwirkung* entfalten kann. Die seit etwa 4 Jahren in Deutschland und in der Schweiz erhältlichen Gelatinepräparate haben leider ein so kleines Molekulargewicht, daß sie über längere Frist kein genügendes effektiv zirkulierendes Blutvolumen aufrecht zu erhalten vermögen. Der Effekt ist nur ein vorübergehender.

An Dextranpräparaten sind zur Zeit verschiedene im Handel; es gibt ein *englisches* Dextran, bei dessen Entwicklung die Engländer vor allem aus kriegstechnischen Gründen davon ausgegangen sind, daß ihr Plasmaersatzstoff 24 Stunden nach Verabreichung noch zu 75% in der Blutbahn sein müsse. Sie rechneten damit, daß Verwundetentransporte z. B. im Dschungel oft viele Stunden dauern können und Bluttransfusionen entsprechend spät ausgeführt werden. Diese relativ hochmolekularen Dextrane — das englische Dextran besitzt ein durchschnittliches *Molekulargewicht von ca. 150 000* — weisen aber einige Nebenwirkungen auf; wie man seit einigen Jahren weiß, sind die seit langem beschriebenen Blutgerinnungsstörungen an die hochmolekularen Fraktionen des Dextrans gebunden. Deshalb wurde in Schweden und in Amerika in den letzten Jahren ein Dextranpräparat geschaffen, das diese hochmolekularen Fraktionen nicht enthält und dennoch einen genügend langen Volumeneffekt besitzt. Das heute erhältliche *Macrodex* (= *schwedisch-amerikanisches Dextran*) mit einem mittleren *Molekulargewicht von ca. 70 000—75 000* hat eine ausreichende Volumenwirkung und darf wohl als der Plasmaexpander der Wahl bezeichnet werden, wenn ein *Volumeneffekt über viele Stunden* gewünscht wird, wie dies vor allem unter Kriegsbedingungen und im Zivilschutz sowie für Katastrophensituationen erwünscht ist.

Als die neuen Gelatinepräparate eingeführt wurden, haben wir den Blutvolumeneffekt solcher Präparate untersucht. Bis jetzt wurden unsere *Versuche an ungefähr 160 gesunden Rekruten* durchgeführt. Wir entzogen ihnen, wie bei einer Blutspende, 500 ml Blut und infundierten darauf die entsprechende Menge eines Plasmaersatzstoffes. Der Volumeneffekt wurde mit der *RIHSA-Volemetron-Methode* gemessen. Mit Macrodex wird das zirkulierende Blutvolumen über viele Stunden aufrechterhalten, während Gelatine nach 3 Stunden praktisch bereits wirkungslos ist. Es ist klar, daß ein Präparat, das nach dieser Zeit seine Wirkung verloren hat, bald im Urin erscheint. Dies konnten unsere Untersuchungen bestätigen: Die *Urinausscheidungen* der Rekruten, die Gelatine erhielten, waren signifikant vergrößert. Diese wenigen Angaben sollten meiner Ansicht nach die Frage nach dem besten heute erhältlichen Plasmaexpander für den Moment entscheiden.

**Allgöwer:** Wir stehen hier vor einer etwas schwierigen Situation: An sich würde man gerne dem physiologischen Molekül der Gelatine gegenüber einem „unphysiologischen", im Körper nicht vorkommenden Molekül den Vorzug geben — aber dagegen spricht die geringe Volumenwirkung der Gelatine.

Es sind sehr viele Fragen zu diesem Expanderproblem eingegangen; ich kann sie hier nicht mehr alle im einzelnen zur Diskussion bringen. Von unserem Referenten aus Deutschland möchte man wissen, was denn die *deutsche Bundeswehr* einlagere, und wenn er nicht an ein Geheimnis gebunden ist, würden wir Herrn AHNEFELD gern dazu hören. Oder vielleicht ist das wieder eine Gretchenfrage?

**Ahnefeld:** Durchaus nicht; man kann ruhig darüber reden, und ich freue mich, daß dieses auch bei uns recht heiße Eisen hier so mutig angefaßt wird. Es werden auch bei uns leider seit Jahren unter dem Begriff „Plasmaexpander" Präparate in einen Topf geworfen, die überhaupt nicht dorthinein gehören. Unter dem Begriff *Plasmaexpander*, wie ihn MOORE ja ganz klar definiert hat, ist im Augenblick nur *ein* Stoff einzureihen, und zwar das Dextran. Diese Behauptung darf ich auf Grund von Untersuchungsergebnissen aufstellen, die wir an einer großen Anzahl von Versuchspersonen gewonnen und unter Verwendung zahlreicher Bezugsgrößen, einschließlich Kreislaufanalysen, statistisch sorgfältig ausgewertet haben. Aus diesem Grunde lagern wir als *Plasmaexpander mit der besten Volumenwirkung und längsten Verweildauer* das *Dextran* ein.

**Allgöwer:** Das ist eine klare Antwort auf eine verfängliche Frage, und ich bin Herrn AHNEFELD dankbar, daß er aus seinem Herzen keine Mördergrube gemacht hat!

Blut und Blutersatzprodukte für die Wiederauffüllung des Volumens haben wir damit ausgiebig diskutiert, und nun kommen die Fragen, die wir gerne dem Pharmakologen stellen. Was ist die Rolle der *Vasopressoren* in einer modernen Schockbehandlung, was ist im Gegensatz dazu die Rolle der *Ganglienblocker,* und welche Bedeutung haben allenfalls die *Steroide*? Ich bitte Herrn BEIN, zu diesen drei wesentlichen Punkten Stellung zu nehmen!

**Bedeutung der Vasopressoren**

**Bein:** Ich befinde mich persönlich in einer etwas heiklen Lage, da ich nicht mit allen Autoren auf diesem Gebiet übereinstimme. Mein Kollege Dr. ROLAND JACQUES und ich selbst haben fast ausschließlich mit *Endotoxin-Schock* gearbeitet. Wir fanden im Gegensatz zu amerikanischen Autoren *nie eine Verlängerung der Überlebenszeit durch Anwendung von Vasopressoren*. Ob wir Nor-Adrenalin oder andere Vasopressoren gaben — wir konnten die Tiere vor einem sicher letalen Schock durch alleinige Anwendung von Vasopressoren nicht schützen. Dagegen fanden wir eine außerordentlich gute Schutzwirkung mit gewissen Steroiden, worauf ich nachher noch zurückkommen möchte.

Was uns im Zusammenhang mit den Vasopressoren beschäftigt, ist die sogenannte *„permissive action" von Katecholaminen oder vasopressorisch wirksamen Stoffen.* Es ist eine altbekannte klinische Tatsache, daß gewisse pharmakologisch aktive Substanzen bei kranken Patienten und in bestimmten Zuständen anders wirken als bei normalen Individuen. Sie erinnern sich vielleicht an die Wirkung von Adrenalin beim Bronchialasthma, wo es zu einem refraktären Stadium gegenüber der broncholytischen Wirkung von Adrenalin kommen kann. Wir haben schon 1948 eine solche „permissive action" von

Nor-Adrenalin sofort nach beidseitiger Adrenalektomie bei Katze und Hund beschrieben.

**Wirksamkeit der Steroide**

Wenn ich festgestellt habe, daß wir mit vasopressorisch wirkenden Stoffen nie eine Schutzwirkung gegen letalen Ausgang fanden, so konnten wir mit *Nebennierenrindensteroiden* die Versuchstiere eindeutig *schützen:* Wir haben verschiedene Endotoxine untersucht, wir haben bakterielle Endotoxine und auch toxisch wirkende Polysaccharide aus Organen, die uns von anderer Seite zur Verfügung gestellt wurden, miteinbezogen. Wir fanden, daß *Aldosteron* schon in einer i.v. Dosis von 0,03 mg, also 30 γ/kg, *vor einem letalen Endotoxinschock* schützt. Cortexon, Corticosteron sind unwirksam; Hydrocortison, Prednisolon wirken ebenfalls, aber man muß fast tausendmal höhere Dosen als von Aldosteron anwenden. Gleichzeitig mit diesem Schutz vor tödlichem Ausgang in dem Modellversuch — ich möchte nochmals betonen, daß es sich um einen *tierexperimentellen Modellversuch* handelt — haben wir eine *wiederherstellende Wirkung auf die Kreislauffunktionen* oder Kreislaufwirkung von Adrenalin und Nor-Adrenalin festgestellt, indem es nach Aldosteron wieder zu der typisch pressorischen Wirkung des Adrenalins und des Nor-Adrenalins kommt. Darum glaube ich — es ist dies meine persönliche Meinung, die erhärtet werden sollte —, daß die Wirkung der Steroide *einerseits auf einer Inaktivierung der Polysaccharide* beruht und *anderseits auf einer Wiederherstellung der Reaktivität gegenüber körpereigenen pressorisch wirksamen Substanzen:* beide Wirkungsprinzipien, sowohl die pressorisch wirkende Substanz wie das Steroid, verhalten sich irgendwie komplementär; ich kann mir eigentlich nicht vorstellen, daß aus rationalen Gründen nur eine pressorisch wirksame Substanz gegeben wird. Ich möchte befürworten, daß in erster Linie die Reaktivität des Körpers gegenüber den eigenen pressorischen Substanzen, nämlich durch Behandlung mit Steroiden, wiederhergestellt wird.

**Allgöwer:** Ich bin außerordentlich froh, daß auch dieser Punkt klar zur Darstellung gekommen ist. Wir müssen uns bewußt sein, daß Vasopressoren in der Schockbehandlung sehr selten etwas nützen, häufig dagegen viel schaden, daß wir anderseits die Ansprechbarkeit des Körpers auf die eigenen Katecholamine mit den Steroiden wirklich steigern können. Ob in gewissen klinischen Situationen dazu auch *Ganglienblocker* gegeben werden sollen, ist *noch nicht sicher geklärt*. Aber für die Klinik haben wir heute schon die Steroide als sehr wirksame Mittel, gerade bei dem, was wir als normovolämischen Schock bezeichnen könnten, d. h. dem Schock, den wir bei der Sepsis, bei der schweren Peritonitis vor uns sehen. Vielleicht kann Herr BEIN uns über die *Dosierung* noch etwas sagen; an sich müssen wir diese Steroide sehr hoch dosieren — welche Regeln würden Sie uns für die Praxis mitgeben?

**Bein:** Es scheint mir außerordentlich wichtig, *hoch zu dosieren*. Aus meinen eigenen Experimenten weiß ich, daß ein gewisser Zusammenhang besteht zwischen der Dosis des Endotoxins und derjenigen Dosis von Steroiden, die eine Schutzfunktion besitzen. Mit den sogenannten Glukocorticosteroiden, also mit Hydrocortison bzw. Prednisolon, bieten sich in der Klinik natürlich gewisse Schwierigkeiten. Hauptsächlich beim Versuch, die Steroidbehandlung über Tage fortzuführen, könnte die *Wundheilung beeinträchtigt* werden. Es besteht die Gefahr, daß man bei Operationen, wo die Nähte absolut sicher sein müssen, z. B. im Magen-Darm-Kanal, diesen sicheren Nahtverschluß nicht mehr erreicht, weil die Fähigkeit des Körpers, das Gewebe zu reparieren, unter dem Einfluß der Glucocorticoide herabgesetzt ist. Diese Gefahr besteht nach unseren Untersuchungen mit dem Aldosteron nicht.

**Wolff:** Ich möchte diese Ausführungen mit einem Beispiel aus einer Untersuchungsserie, die wir zusammen mit den Herren GIGON und ENDERLIN durchgeführt haben, illustrieren. Sogar bei guter Reaktionslage können auf Vasopressoren die *Blutdruckkurven verschönert* und die *Organfunktionen* dennoch *verschlechtert* werden (Abb. 12). Ein 60jähriger Patient (78 kg Körpergewicht) erlitt nach Magenresektion bei blutendem Ulcus duodeni eine Anastomoseninsuffizienz mit diffuser Peritonitis und Schock am 17. postoperativen Tag. Bei einem Blutdruck von 85/55 mm Hg betrug die glomeruläre Filtration 46% der Norm, und die Diurese war kaum vermindert (0,8 ml min.$^{-1}$) (Periode 1). Die Elektrolyt- und Wasserbilanz der letzten 10 Tage war ausgeglichen, klinisch hielt man das zirkulierende Volumen für normal. Die Blutvolumenbestimmung ergab aber einen Wert von 3,2 l bei einem Sollvolumen von 4 l. Mit Hypertensininfusion von 2,5 $\gamma$ min.$^{-1}$ (d. h. 0,032 $\gamma$ min.$^{-1}$/kg Körpergewicht) konnte der Blutdruck auf 120/70 mm Hg gehoben werden. Dabei sank aber die glomeruläre Filtration auf 29% (Periode 2) resp. 31% (Periode 3).

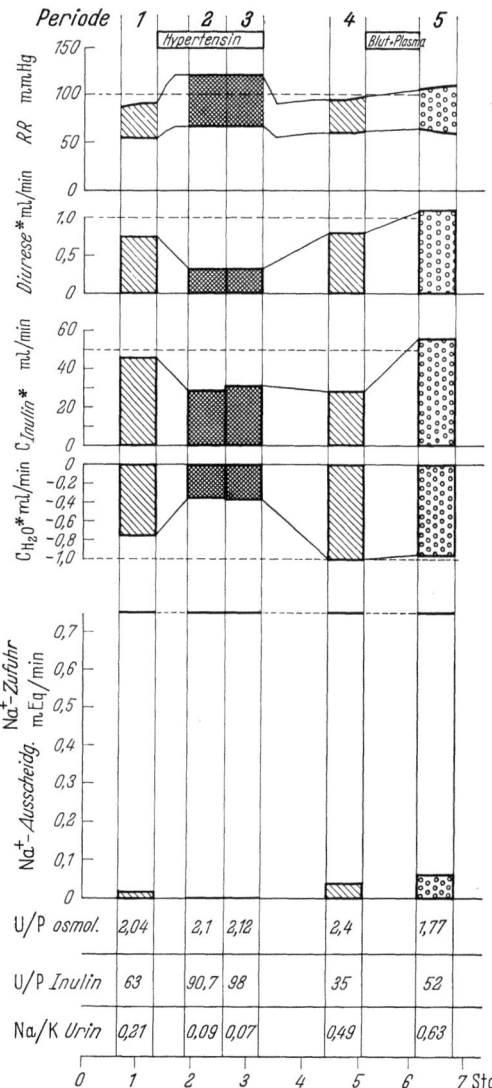

Abb. 12. Fünf Clearanceperioden bei einem 60jährigen Patienten im Schock bei diffuser Peritonitis: 1. Periode: Ausgangslage bei einem Blutvolumen von 80% des Sollvolumens, 2. und 3. Periode: unter Hypertensin, 4. Periode nach Absetzen von Hypertensin, 5. Periode: nach Normalisierung des Blut

volumens. (RR: Blutdruck mit Manschette am Arm; $\overset{\circ}{V}$: Diurese, Blase mit Luft ausgeblasen; $C_{Inulin}$: Inulinclearance bei Inulindauertropfinfusion. [Wir danken Herrn PD. Dr. H. THÖLEN, Leiter der Nephrologischen Abteilung der Med. Univ. Klinik, Basel, in dessen Laboratorien die Inulinbestimmungen durchgeführt werden konnten.] $C_{H_2O} = \overset{\circ}{V} - C_{osmol.}$ = freie Wasserclearance; Na-Zufuhr und -Ausscheidung in mval/min$^{-1}$; $U/P_{osmol.}$ = Quotient der Osmolaritäten des Endharns und des Plasmas; $U/P_{Inulin}$ = Quotient der Inulinkonzentrationen des Endharns und des Plasmas; $Na/K_{Urin}$ = Quotient der Konzentrationen von $Na^+$ und $K^+$ im Endharn, auf 1,73 m² Körperoberfläche korrigiert.) (WOLFF, G., J. P. GIGON und F. ENDERLIN: Chir. Univ. Klinik, Basel)

Diese Funktionseinschränkung überdauerte die Applikation von Hypertensin (Periode 4). Erst die Transfusion von 3 Flaschen Plasma und 1¹/₂ Flaschen Blut in 40 Minuten hob die Hypertensinwirkung auf und ließ die glomeruläre Filtration bei einem Blutdruck von 105/65 mm Hg über den Ausgangswert auf 56⁰/₀ ansteigen (Periode 5). Das Beispiel zeigt, wie durch Vasopressoren der Blutdruck wohl gehoben werden kann, daß aber damit der Strömungswiderstand in einzelnen Organen so stark ansteigen kann, daß die Durchblutung und damit die Organfunktion abnimmt.

**Allgöwer:** Wir müssen leider weitergehen, damit wir die Anwesenden nicht allzu spät in die lockende Umgebung Zürichs entlassen können. Einige Punkte hätten wir zum mindesten noch gern gestreift. Wir haben noch nicht diskutiert, ob wir in einer Notfallsituation *peroral* etwas geben können. Herr AHNEFELD!

### Orale Therapie

**Ahnefeld:** Seit langen Jahren ist die *Haldane-Lösung* bekannt, die auf 1 Liter Flüssigkeit 3 g NaCl und 1,5 g Natriumbikarbonat enthält. Damit betreiben wir natürlich keine Alkalitherapie, denn das Natriumbikarbonat ist in diesen geringen Mengen dafür nicht ausreichend. Es kommt in der Hauptsache darauf an, daß es eine *hypotone Elektrolytlösung* ist, die wir zuführen — daß man also nicht reines Wasser trinken läßt. Kurz zusammengefaßt unsere Erfahrungen: Solange kein ausgeprägter Schockzustand besteht, solange die Vasokonstriktion also noch nicht stark ausgeprägt ist, wird eine hypotone Elektrolytlösung vom Magen-Darm-Kanal her gut resorbiert und kann ein Volumendefizit vorübergehend ausgleichen. Aber wir können folgendes sagen: In dem Augenblick, in dem die *periphere Veno-*

*konstriktion* eintritt, wird auch nicht mehr resorbiert, und jede *orale Zufuhr* wird in dem Moment *sinnlos*. Wählen wir eine orale Zufuhr, dann muß sie frühzeitig einsetzen, damit wir Zeit gewinnen, um die Auswirkungen des Volumendefizites zu verzögern. Bei dieser Indikation fanden wir ausgezeichnete Resultate.

## Assistenz der Atmung

**Allgöwer:** Ein weiteres Problem wurde bereits heute morgen zur Diskussion gestellt, das auch beim schockierten Patienten außerordentlich wichtig ist: Die *genügende Ventilation*, und wir möchten uns damit nochmals an unseren Anästhesisten wenden. Herr HOSSLI, können Sie uns kurz die *Indikationen zur Tracheotomie* — und nicht nur zur Tracheotomie, denn sie ist allein ja oft unwirksam —, sondern zur *Verwendung von Respiratoren* wie Bird und Engström nennen? Haben Sie vielleicht ein Wort der Ermunterung für jene Spitäler, die sich keinen Engström-Respirator leisten können?
**Hossli:** Selbstverständlich muß jede *Ateminsuffizienz* zweckmäßig behandelt und ihre restlose Behebung versucht werden, da sie bei einem Schock die Ursache oder ein wesentlich mitbestimmender Faktor sein kann. Zahlreiche Verletzungen, Vergiftungen oder Krankheiten führen schon direkt oder vielleicht erst sekundär über die Mangelversorgung zerebraler Zentren zu ungenügender Atmung. Aber auch über diese offensichtlich eine Ersatztherapie verlangenden Zustände hinaus ist die *Beatmung* eines Schockierten oft sinnvoll und sogar lebensrettend. Die Bemühungen zur Schockverhütung und -bekämpfung richteten sich bisher vor allem darauf, das Stromzeitvolumen zu verbessern. Mit der künstlichen *Muskelrelaxation unter gleichzeitiger Beatmung* kann aber auch der *periphere Bedarf gesenkt* werden. In Ruhe nehmen zwar die Atemarbeit und der Gesamtmuskeltonus nur etwa 5% des Grundumsatzes in Anspruch. Beim Schockierten kann aber durch Unruhe und besonders bei mechanischen Atemschwierigkeiten, wie sie bei Thoraxtrauma oder nach thorakalen und abdominellen Operationen auftreten, der Grundumsatz massiv erhöht sein, wobei unter Umständen noch ein wesentlicher Teil auf die vermehrte Tätigkeit der Atemmuskulatur zurückzuführen ist. E erstaunt deshalb nicht, daß Sauerstoffaufnahmemessungen bei solchen Patienten während Relaxierung und Beatmung eine Verminderung bis zu $1/3$ des Bedarfes ergeben, woraus die eminente Bedeutung die

ser Behandlungstechnik für Prophylaxe und Therapie des Schocks eindrücklich hervorgeht.

**Respiratoren**

Allerdings ist die Dauerbeatmung bei drohendem oder vorhandenem Schock nur dann sinnvoll, wenn sie nicht an sich wieder eine neue Gefährdung darstellt, wie das bei der Anwendung unphysiologischer Beatmungsgeräte der Fall wäre. Die Forderung, daß unter *wahlweise einstellbarer Wechseldruckbeatmung* und unter *Einhaltung eines dosierbaren Minutenvolumens* ein beliebiges Gemisch von Luft mit zusätzlichem Sauerstoff sollte appliziert werden können, wobei sich der Druckablauf weitgehend und selbsttätig den stets etwas variierenden intrabronchialen Verhältnissen anpaßt, ist bisher am besten bei Beatmung mit dem *Engström-Respirator* erfüllt worden. Eine in weiten Grenzen gleichmäßige Belüftung und Entfaltung auch primär ungleich eröffneter Alveolarbezirke wird nur durch Beatmung mit einem *end-inspiratorischen Druckplateau* und *konstant zunehmendem Gasfluß bei der Einatmung* erreicht, wie sie mit dem erwähnten Gerät durchgeführt werden kann. Gerade in Grenzfällen, wie sie eben Schockierte darstellen, können sich derartige Einzelheiten der Beatmung unter Umständen als entscheidende Vorteile auswirken, so daß mindestens hier der Einsatz einfacherer (und damit auch billigerer) Dauerbeatmungsgeräte, bei welchen die Beatmung auf weniger physiologische Weise erfolgt, nicht gerechtfertigt erscheint. Zum künstlichen Ersatz der komplizierten und lebenswichtigen Funktion der Atmung ist nur das Beste gut genug.
**Allgöwer:** Es ist so, daß bei einer Störung des Gasaustausches die $CO_2$-Veränderungen lange hinter der $pO_2$-Veränderung einherhinken. Wir haben das letzthin bei einer ziemlich schweren Fettembolie wieder sehen können, wo wir eine massiv herabgesetzte Sauerstoffsättigung bei noch normalem $pCO_2$ beobachteten. Deshalb sehen wir immer dann, wenn wir einen schwereren Oberbauch mit Peritonitis oder einen respiratorisch ungenügenden Patienten haben, die Indikation zur Tracheotomie nicht in erster Linie in der Befreiung der Atemwege, sondern in der Prophylaxe kleinster Atelektasen und in der Zufuhr von mehr als 50% $O_2$. Wir wollen so trotz atelektasebedingten Shunts ein möglichst günstiges $pO_2$ erhalten.
Im übrigen möchte ich erwähnen, daß wir selber in Chur und auch in den umliegenden Spitälern mit dem *Bird*-Respirator, der relativ

einfach zu bedienen ist, sehr gute Erfahrungen gemacht haben. Er scheint sehr gut in der Lage, die angestrebte Ventilationsverbesserung — unter Steuerung durch den Patienten — herbeizuführen.

**Hypothermie**

**Hossli:** Neben der künstlichen Beatmung bei völliger Muskelrelaxation im Rahmen der Schockbekämpfung dient auch die *künstliche mäßige Hypothermie* dem Ziel der Herabsetzung des Grundumsatzes — naturgemäß vor allem bei Hyperthermie (Fieber) oder sonstwie erhöhtem Grundumsatz (z. B. thyreotoxischer Krise). Bei pharmakodynamischer Stoffwechseldämpfung mittels eines sogenannten „lytischen Cocktails" oder neuerdings in Neuroleptanalgesie und mit gleichzeitiger physikalischer Kühlung wird der Stoffwechsel bei einer Temperatur von 33—34 °C bekanntlich durchschnittlich um etwa 15%, bzw. bei 30 °C um durchschnittlich etwa 30% gegenüber den Verhältnissen, wie sie bei Normothermie von 37 °C vorliegen, gesenkt. So sind unter Umständen künstliche Muskelrelaxation, Beatmung und künstliche Hypothermie wichtige Hilfsmittel einer zeitgemäßen Schockbekämpfung.

**Tracheotomie**

**Allgöwer:** Um dieses Kapitel abzurunden, scheint es mir wertvoll, auf das Problem der *Tracheotomie* noch etwas näher einzugehen. Worin liegen Ihrer Ansicht nach ihre entscheidenden Vorteile?
**Hossli:** Wir gewinnen dadurch dreierlei: Die *sichere Freihaltung der Atemwege*, die *Verkleinerung des anatomischen Totraumes* und eine *einfache Beatmungsmöglichkeit*. Gerade bei Patienten mit Gesichts- und Halsverletzungen und insbesondere bei Verbrennungen in diesem Bereich, wo unweigerlich bald eine ödematöse Schwellung auftreten wird, ist die Freihaltung des Zuganges zu den tieferen Luftwegen über die durch ein Tracheostoma schon frühzeitig eingelegte Silberkanüle von größter Bedeutung.
Die *Absaugung von Sekret aus der Tiefe des Tracheobronchialbaumes*, die zur Verhütung einer Bronchopneumonie oder Atelektase mit Sauerstoffuntersättigung häufig, sorgfältig und unter sterilen Bedingungen vorgenommen werden muß, bietet nun keine Schwierigkeiten mehr. Da die zeitgemäßen Trachealkanülen mit einer aufblasbaren Gummimanschette versehen sind und außen einen Beatmungs-

stutzen besitzen, ist auch die Verhütung der Aspiration aus dem Mundrachenraum sowie die Möglichkeit der Beatmung gesichert.
Die Indikation für diesen einfachen und oft lebensrettenden Eingriff ist somit nicht nur bei den erwähnten Verletzungen gegeben, sondern darüber hinaus unter Umständen bei länger andauernden *schweren Schockzuständen respiratorischer, zirkulatorischer oder metabolischer Ursache,* bei welchen das Bewußtsein und damit die Schutzreflexe zur Freihaltung der Atemwege oder die Atmung selber gedämpft bzw. ausgeschaltet sind. So ist beispielsweise bei einem Schock mit einem pH von weniger als 7,25—7,20 in der Regel mit wesentlich beeinträchtigter Atmung und Koma zu rechnen.
Die Verkleinerung des anatomischen Totraumes durch die Trachealkanüle um rund $1/3$ kann naturgemäß in gewissen respiratorischen Grenzfällen schon genügen, um die arterielle Kohlensäurespannung und Sauerstoffsättigung wieder zu normalisieren. Zur Erhöhung des körperwärts gerichteten *Sauerstoffkonzentrationsgefälles* und damit der Diffusion wird mit Vorteil zusätzlicher Sauerstoff mittels eines feinen Katheters durch die Kanüle direkt in die Trachea geleitet. Selbstverständlich muß er mit einem leistungsfähigen Befeuchter genügend feucht gehalten werden, um eine Borkenbildung des Sekretes und damit eine Verlegung von Luftwegen und Kanüle zu vermeiden. Dem gleichen Zweck dient die Beimischung von sekretlösenden Stoffen. Am besten ist die so wichtige *Flüssighaltung des Bronchialsekretes* und *pulmonale Infektionsprophylaxe* aber zweifellos gewährleistet durch die Anwendung eines Aerosols von Wasser mit eventueller Zugabe von Sekretolytika, Desinfizientia und Antibiotika, wie sie nun mit einem *Ultraschall-Nebulisator* bei Spontanatmung wie während Beatmung möglich geworden sind.
In der Regel wird die Tracheotomie beim Schockierten nicht als Noteingriff, sondern erst nach einigen Stunden unter möglichst idealen Operationsbedingungen auf dem endotrachealen Tubus, der bereits anfänglich eingelegt und durch welchen die Freihaltung der Atemwege garantiert wurde, durchgeführt. Als Faustregel für das Belassen eines Orotrachealtubus mag die *12-Stunden-Grenze* gelten: Bei voraussichtlich wesentlich länger dauernder Bewußtlosigkeit oder Beatmungsnotwendigkeit (bei schweren Schädeltraumen, Thoraxverletzungen, Verletzungen oder Verbrennungen im Gebiet von Gesicht und Hals usw.) wird man sich schon vor Ablauf dieser Zeit zur Tracheotomie entschließen, währenddem man anderseits bei wahrschein-

licher Erholung in den folgenden 24—36 Stunden den Tubus ausnahmsweise länger liegen läßt und die Tracheotomie vermeidet, die schließlich auch durch die Möglichkeit schwerer Früh- und Spätkomplikationen belastet ist.

**Hyperbare Oxygenation**

**Allgöwer:** Eine der neuesten Therapiemöglichkeiten ist die *hyperbare Oxygenation*. Worum geht es hier, Herr HOSSLI?
**Hossli:** Vielleicht wird in Zukunft, den Vorschlägen und Erfahrungen verschiedener Zentren, vor allem in den USA, in Holland, Dänemark und England folgend, auch bei uns die Anwendung von *Sauerstoff unter Druck* bei gewissen Schockzuständen möglich sein. Da bei einem Sauerstoffdruck von 3 Atmosphären bereits ein genügender Transport von gelöstem Sauerstoff im Blut ohne die Bindung an aktives Hämoglobin erreicht werden kann, ergeben sich offenbar zum mindesten für die Behandlung bestimmter *Vergiftungen, welche die Sauerstoffbindungsfähigkeit des Hämoglobins beeinträchtigen,* neue Perspektiven. So werden die ursprünglich für die offene Herzchirurgie gebauten Kammern zur hyperbaren Oxygenation unter Umständen auch in der Schockbehandlung eingesetzt werden können. Erwartungsgemäß betreffen die ersten Mitteilungen über die erfolgreiche Verwendung von Sauerstoffdruckkammern in dieser Richtung vor allem Anaerobierinfektionen mit starker Schocktendenz, d. h. besonders *Gasbrand*.
**Allgöwer:** Inzwischen ist eine erfreuliche Menge Fragen eingelaufen, die wir aber unmöglich noch einzeln beantworten können. Verschiedentlich hat man sich nach den *Ganglienblockern* erkundigt, und vielleicht gibt uns Herr BEIN darüber noch ganz kurz Auskunft, bevor wir abschließend zu der Nierentherapie, zur Verwendung von Mannitol, von Rheomacrodex bei den schwer geschädigten Patienten kommen.

**Ganglienblocker**

**Bein:** Ganglienblocker sind Substanzen, die die *Erregungsübertragung in den vegetativen Ganglien sowohl des parasympathischen wie des sympathischen Systems hemmen*; als Prototyp möge das *Hexamethonium* erwähnt werden. Largactil bzw. Chlorpromazin ist kein Ganglienblocker; es hat mit den vegetativen Ganglien wenig zu tun, sondern ist eine Art Adrenolyticum, eine Substanz mit einem starken, mehr oder weniger wohl definierten, zentralen Angriffspunkt. Die Ganglienblocker können *im Tierversuch beim hämorrhagischen Schock lebensverlängernd* wirken, und sie sind sicher imstande, alle diese von mir schon erwähnten Reflexe, die beim erfahrenen Anästhesisten einen gewissen Skeptizismus hervorgerufen haben, zu hemmen. Dahin gehören im weiteren Sinn auch andere Blocker des vegetativen Nervensystems, z. B. *Atropin*. Mit Atropin jedoch können Sie nur Reflexe, die über den Vagus verlaufen und eine Bradykardie oder vielleicht auch einen temporären Herzstillstand auslösen können, ausschalten. Bestimmt sind Ganglienblocker aber nicht im gleichen Sinn wirksam wie die Steroide gegenüber einem tödlich verlaufenden Endotoxinschock.

**Allgöwer:** Nun noch einige Stichworte zur Frage: Müssen wir einem schwer Schockierten *Chemotherapie* geben; wenn ja, was?

**Chemotherapie**

**Eckmann:** Die Infektionsgefährdung des Schockpatienten ist außerordentlich stark. Sie überdauert die eigentliche Schockphase um viele Wochen. Es ist, als ob sich beim Schockpatienten so etwas wie ein *erworbenes, vorübergehendes Antikörpermangelsyndrom* einstellen würde. Neben der Spätinfektion besteht aber auch schon eine initiale Infektionsgefährdung, die sich sogar auf saprophytische Keime erstreckt. Die zufällig vorhandene, sonst harmlose und apathogene Flora kann im Schock zu schwerer klinischer Infektion führen. Dieses Risiko zwingt uns dazu, die Antibiotika schon *prophylaktisch* einzusetzen, ein Prinzip, das wir sonst grundsätzlich ablehnen müssen, da die Antibiotika etablierten und diagnostizierten Infektionen vorbehalten sein sollten. Der Schock stellt hier also eine wichtige Ausnahme dar. Es muß einem möglichst breiten Keimspektrum vorgebeugt werden, und es ist eine *hohe Dosierung* notwendig.

Am besten erfolgt die Verabreichung intravenös, in keinem Falle intramuskulär oder subkutan, wegen der unsicheren Resorption. Dagegen ist die Injektion in die Vena porta erwünscht, beispielsweise wenn ohnehin am offenen Abdomen operiert werden muß. Man erzielt so die höchste und rascheste Konzentration in der Leber. *Penicillin* allein ist ungenügend, es soll *mit Streptomycin kombiniert* werden, wenn man sich nicht für ein Breitspektrumantibiotikum entschließt. *Eine* antibiotische Wirkstoffgruppe soll aber für den späteren

Verlauf zurückgestellt und nicht schon am Anfang eingesetzt werden, denn in der späteren Infektionsphase, die nach 2 oder 3 Wochen erfolgen und uns wegen der schlechten Resistenzlage vor unerwartete Schwierigkeiten stellen kann, sind wir sehr froh, wenn wir ein noch unbenütztes Antibiotikum zur Verfügung haben. In Ergänzung zu den Antibiotika können wir das *Gammaglobulin* verwenden, sofern weder Agammaglobulinämie noch Leukopenie vorliegen, also die Voraussetzungen für die Wirkung des Gammaglobulins überhaupt gegeben sind.

**Allgöwer:** Herr HOSSLI, könnten Sie noch etwas über die Rolle der *Schmerzmittel beim Schockierten* sagen?

**Schmerzbekämpfung**

**Hossli:** Aus der klinischen Erfahrung ist bekannt und tierexperimentell erwiesen, daß beispielsweise ein hämorrhagischer Schock schwerer, bzw. schon bei einer geringeren Hypovolämie oder nach kürzerer Dauer irreversibel wird, wenn gleichzeitig starke Schmerzen empfunden werden, als unter der Wirkung von Analgetika. Diese Tatsache zwingt uns, im Rahmen der Schockbehandlung und -verhütung auch der *Schmerzbekämpfung* alle Aufmerksamkeit zu schenken. Somit sollten eigentlich bei Verletzungen und schmerzhaften Krankheitszuständen mit Schockneigung (z. B. Peritonitis, Gallenblasen-, Ureterenkoliken usw.) schon frühzeitig reichlich Schmerzmittel gegeben werden. Bekanntlich sind aber damit zwei Gefahren verbunden, nämlich die eventuelle Verwischung von diagnostisch wichtigen Krankheitssymptomen und der unerwünschte atem- oder vielleicht sogar kreislaufdämpfende Effekt der meisten starken Analgetika. Es ergibt sich daraus die Konsequenz, daß beim Schockierten oder bei Schockgefahr Schmerzmittel erst nach ärztlicher Untersuchung und *lediglich auf ärztliche Anordnung* gegeben werden dürfen; in der Regel wird dies in nichtklinischen Verhältnissen nur der Fall sein, um beispielsweise einen schwierigen Transport ins Krankenhaus zu erleichtern und nur wenn dieser Transport nicht lange Zeit in Anspruch nehmen wird, sowie wenn er unter ständiger sorgfältiger Beobachtung des Patienten erfolgen kann. Unter diesen stark einschränkenden Voraussetzungen kann die Applikation von Schmerzmitteln auf ärztliche Indikation hin durch besonders ausgebildete Berufshelfer (z. B. durch Sanitätsleute von Notfallwagen oder Luftrettungsdiensten) zweckmäßig sein.

Es ist von Vorteil, wenn die zur Verwendung kommenden starken Analgetika in den aus der Literatur und Prospekten bekannten Mengenverhältnissen *mit ihren spezifischen Antidoten gemischt* werden (z. B. Allylabkömmlinge der Opiate), welche die Atemdämpfung beinahe völlig aufheben, ohne dabei gleichzeitig die schmerzverhindernde Wirkung wesentlich zu beeinflussen. Am einfachsten ist der Gebrauch *spritzfertiger Mischpräparate.* Schmerzmittel werden im Schock, wie alle anderen Medikamente, möglichst direkt intravenös, am besten durch Cava-Katheter verabreicht, da bei subkutaner oder intramuskulärer Gabe wegen der peripher schlechten Kreislaufverhältnisse eine genügend rasche Resorption oft nicht gesichert ist.

**Intraarterielle Transfusion**

**Allgöwer:** Herr AHNEFELD, glauben Sie, daß wir in schweren Notfällen *intraarteriell* transfundieren sollten?
**Ahnefeld:** Ich glaube nicht mehr daran, nachdem GAUER auf Grund seiner Untersuchungen starke Zweifel äußerte, und ich habe klinisch, wo wir in verzweifelten Fällen das eine oder andere Mal den Versuch machten, nie feststellen können, daß wir mit einer intraarteriellen Transfusion mehr erreichen könnten als mit einer entsprechend gesteuerten intravenösen Zufuhr. M. SCHNEIDER sah in Tierexperimenten eine sehr gute Wirkung nach intraarterieller Transfusion, klinisch steht der Beweis sicher noch aus.
**Allgöwer:** Meinerseits ganz einverstanden! Ich kam selber noch nie in die Lage, eine intraarterielle Transfusion durchführen zu müssen. Es gibt gewisse Autoren, die diese Methode sehr befürworten, aber ich glaube, der venöse Weg ist wesentlich weniger gefährlich und ebenso erfolgreich.
Wie Sie alle wissen, stehen wir bei schwer schockierten Patienten oft am 2. oder 3. Tag vor der Tatsache einer *ungenügenden Nierenfunktion.* Was, Herr WOLFF, halten Sie von den neuen *osmotischen Diuretika* zur Prophylaxe oder zur Therapie in solchen Fällen?

**Nierentherapie**

**Wolff:** Das akute Nierenversagen in oder nach Schock geht einher mit einer starken *Widerstandserhöhung in der Gefäßstrombahn der Niere.* Ich will Ihnen in äußerster Kürze die neueste Vorstellung über die *Regulation der Nierendurchblutung* darstellen, und zwar

diejenige von THURAU [1], damit unsere Versuche über die Wirkungsweise von Mannitol besser diskutiert werden können.
Erstaunlicherweise kehrt jeder distale Tubulus zum Vas afferens des eigenen Nephrons zurück! An der Berührungsstelle der Nierenarteriole mit dem zugehörigen Tubulus ist die Gefäßstruktur und das Tubulusepithel histologisch auffällig: Gefäßwand und Tubuluswand sind innig ineinander verzahnt. Diese Tatsache, daß sich das Vas afferens und der zugehörige distale Tubulus wieder berühren, daß diese örtliche Verknüpfung 1,5 Mio. mal pro Niere realisiert ist, und daß nur in dieser auffälligen Struktur, dem sogenannten *juxtaglomerulären Apparat*, das *Renin* dargestellt werden kann, muß in unsere Überlegungen einbezogen werden. So hat THURAU nahegelegt, daß der Widerstand im Vas afferens durch das Renin-Angiotensin-System reguliert wird, daß das Renin lokal im juxtaglomerulären Apparat frei wird, sobald die NaCl-Konzentration im distalen Tubulus ansteigt, daß also die Durchblutung eines Glomerulus abfällt, wenn die NaCl-Konzentration in seinem distalen Tubulus ansteigt.

## Mannitol

Wenn wir nun *Mannitol* infundieren, so wird es filtriert und gelangt in den Tubulus. Dort verhindert es auf Grund seiner osmotischen Wirkung, daß dem aktiv aus dem Tubulus rückresorbierten $Na^+$ die gewohnte Menge Wasser folgt. Die Diurese nimmt einerseits also durch Verhinderung der Rückresorption zu. Die verbleibende Menge NaCl ist dadurch in einem größeren Volumen gelöst, d. h. die NaCl-Konzentration im distalen Konvolut sinkt und die Vasa afferentia dilatieren. So ist es zu erklären, daß unter Mannitol die Nierendurchblutung ansteigt. Dazu möchte ich Ihnen folgende Illustration geben: Es handelt sich um die Reproduktion eines seit langem bekannten Befundes [2], nämlich daß beim Hund im Schock die Anurie mit Mannitol durchbrochen werden kann (Abbildung 13). Die gestrichelte Kurve deutet den *Blutdruck* an, mit ausgezogener Linie wird die *Diurese* dargestellt. Sie zeigt sich abhängig von den direkt in die Nierenarterie injizierten Mannitol-Gaben.

---
[1] THURAU, K.: Amer. J. Med. 36, 698 (1964).
[2] PETERS, G., and H. BRUNNER: Mannitol diuresis in hemorrhagic hypotension. Amer. J. Physiol. 204, 555 (1963).

Das nächste Bild (Abbildung 14) zeigt, daß bei einem Mitteldruck um 45 mm Hg — in dieser Grenzsituation wird die Diurese fast ausschließlich durch die Filtration bestimmt — diese kleine Diurese unterbrochen werden kann mit einem Diureticum, nämlich mit Esidrix.

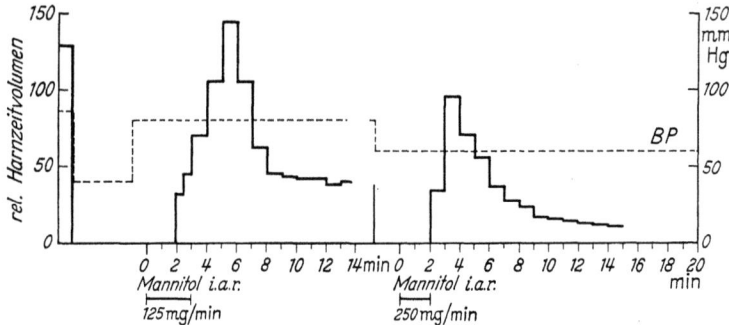

Abb. 13. Während hämorrhagischer Hypotension am narkotisierten Hund wird mit einem Tropfenzähler die Diurese am Ureterkatheter registriert (ausgezogene Linie). *Links:* Entblutung bis zu einem mittleren arteriellen Druck (gestrichelte Linie) von 40 mm Hg führt zur Anurie, die bei Druckerhöhung auf 80 mm Hg anhält. Gleichmäßige Infusion von Mannitol (125 mg/min$^{-1}$ während 3 Min.) in die Nierenarterie führt zu starker Diurese, die auf einen mittleren Wert abfällt und dann anhält: die Anurie, die die Hypotensionsperiode überdauert hat, wurde mit Mannitol durchbrochen. *Rechts:* Während Anurie bei einem Druck von 60 mm Hg wird Mannitol (250 mg/min$^{-1}$ während 2 Min.) in die Nierenarterie infundiert. Die Anurie wird durchbrochen. Der Effekt verschwindet aber wenige Minuten nach Absetzen der Mannitolinfusion. In dieser Situation kann die Diurese nur mit der Mannitoldauertropfinfusion aufrechterhalten werden (WOLFF G., W. NAGEL, und K. THURAU, Physiologisches Institut, Göttingen).

Wie ist das zu erklären? Durch Esidrix wird die Wirksamkeit der aktiven Na-Pumpe des Tubulusepithels gestört, es bleibt mehr NaCl in der Tubulus-Flüssigkeit zurück, so daß die mit Mannitol vorher erniedrigte NaCl-Konzentration wieder ansteigt: auf diesen Reiz hin wird im juxtaglomerulären Apparat Renin frei — lokal erhöht es die Bildung von Angiotensin in der unmittelbaren Umgebung des Vas afferens; die präglomeruläre Vasokonstriktion führt zu Herabsetzung der glomerulären Filtration und der Diurese. Auf Grund dieser Untersuchungen muß angenommen werden, daß die Mannitol-Diurese bei niedrigen arteriellen Blutdruckwerten *auch* auf einer Vergrößerung der Filtration beruht.

Allgöwer: Ich danke für diese präzisen Ausführungen. Herr WOLFF, sind irgendwelche vergleichende Untersuchungen bekannt, wonach ein sonst tödliches Schockmodell dank Mannitol-Gabe nicht mehr letal, sondern mit einer besseren Prognose verlaufen wäre? Man kann

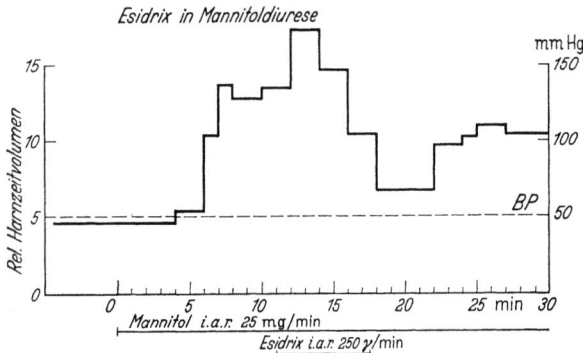

Abb. 14. Gleiche Versuchsanordnung wie Abb. 13. Bei einem Blutdruck von 50 mm Hg und minimaler Diurese wird Mannitol als Dauerinfusion (25 mg/min$^{-1}$) in die Nierenarterie injiziert. Nach Einsetzen der osmotischen Diurese wird ab 11. Min. zusätzlich Esidrix (250 $\gamma$/min$^{-1}$) infundiert. 2 Minuten später ist der diuretische Effekt des Mannitols praktisch aufgehoben. Absetzen von Esidrix führt zu erneutem Anstieg der Diurese. Interpretation siehe Text. (WOLFF, G., W. NAGEL, und K. THURAU, Physiologisches Institut, Göttingen.)

sich fragen, ob es sinnvoll sei, etwas in den Kreislauf hineinzugeben, das anstelle anderer Stoffe wie Metabolite ausgeschieden werden muß.

Wolff: Hunde, die gewöhnlich als Schock-Versuchstiere verwendet werden, sterben nicht wie der Mensch am Nierenversagen, sondern an Darmblutungen. Auf diese Darmblutungen kann man mit Mannitol meines Wissens keinen Einfluß ausüben. Hingegen kann man beim Hund unter Mannitol den Blutdruck bis auf etwa 30 mm Hg erniedrigen, ohne daß eine Anurie eintritt.

Allgöwer: Sie sterben also sozusagen in Schönheit!

Wolff: Ja, sie sterben aber nicht an der Ursache, an der der Mensch stirbt.

Allgöwer: Das ist bekannt, und ich möchte die Sache keineswegs etwa ins Lächerliche ziehen. Es war am American College in San Francisco 1963 die große Diskussion, ob wir diese an sich erfreuliche Nierenfunktion als einen Faktor zur Verbesserung der Prognose ansehen dürfen, und dieser Beweis ist bisher nicht geglückt.

Nun, Herr GRUBER, Sie haben sich mit *Rheomacrodex*, einem onkotisch aktiven, wesentlich höhermolekularen Stoff, befaßt. Können Sie noch einige Worte über die Wirkung dieses Dextranpräparates auf die Nieren sagen?

### Rheomacrodex

**Gruber:** Wir haben diesen Nachmittag mehrmals gehört, daß bei Patienten, die sofort zur Behandlung kommen, bei einem Verkehrsunfall z. B. innerhalb einer Viertel- oder halben Stunde, keine besonderen Komplikationen zu befürchten sind, wenn das Volumen sofort auftransfundiert werden kann. Probleme ergeben sich aber dort, wo vom Moment des Unfalls und des Volumenverlustes bis zum Therapiebeginn eine *lange Zeit* verstreicht, sowie bei Patienten, die trotz Volumenersatz in schlechtem Zustand sind und bleiben. Hier hat es sich gezeigt, daß in der Mikrozirkulation durch die dauernd verminderte periphere Durchblutung Störungen durch das Sludge-Phänomen entstehen können; es handelt sich um Thrombo- und Erythrozyten-Aggregationen und Viskositätssteigerungen. Diese Veränderungen können heute durch Rheomacrodex angegangen werden. Es ist dies meines Wissens bis heute die einzige Substanz, die sowohl die Viskosität des Vollblutes in vivo herabzusetzen vermag als auch durch wahrscheinlich spezifische Wirkungen auf die Aggregate die Mikrozirkulation wieder in Gang bringt. Ich glaube, daß bei Patienten, die bis zum Volumenersatz längere Zeit warten müssen, mit Rheomacrodex eine *erfolgreichere initiale Behandlung* durchgeführt werden kann. Wir treffen auch in der allgemeinen Chirurgie verschiedene Situationen an, wo die Mikrozirkulation geschädigt ist; denken wir nur an die plastische Chirurgie, an Darmoperationen usw. Wir haben uns mehrmals selber davon überzeugen können, daß kurz nach Verabreichung des niedermolekularen Dextrans die Durchblutung deutlich besser wurde.

**Allgöwer:** Beim Volumenersatz mit Rheomacrodex müssen wir stets bedenken, daß wir nicht nur dem extrazellulären, sondern wahrscheinlich auch dem intrazellulären Raum Wasser entziehen, um den Intravasalraum relativ rasch zu vergrößern. Die zugeführte Menge

sollte deshalb 1 Liter nicht übersteigen und durch entsprechende Wasser- und Elektrolytgaben ergänzt werden.
Nun hat uns etwas zu Unrecht noch nicht beschäftigt — das ist die *Bekämpfung der Azidose* bei unseren schweren Schockpatienten. Herr GRUBER, wollen Sie sich bitte noch darüber kurz äußern!

## Tris-Puffer

**Gruber:** Mit dem *Tris-Puffer,* auch THAM genannt (Tris-Hydroxymethylaminomethan) besitzen wir heute eine Möglichkeit, um die oft ausgeprägte metabolische Azidose wirksam und rasch zu bekämpfen. THAM ist die erste klinisch brauchbare Substanz, die auch *intrazellulär eine Pufferwirkung* ausübt, im Gegensatz zum Natriumbikarbonat, das nur langsam und sehr mangelhaft intrazellulär puffert. THAM ist ein außerordentlich potentes Mittel, das nur verwendet werden darf, wenn *Kontrollmöglichkeiten für das Säure-Basen-Gleichgewicht* vorhanden sind und unter Umständen die Atmung assistiert werden kann. Ich denke hier an Fälle, wo bereits eine ausgesprochene respiratorische Azidose vorhanden ist. Bei chronischer respiratorischer Azidose hat die Anwendung einer Puffersubstanz selbstverständlich keinen Sinn — ich spreche also nur von der *akuten* Form.
In Rheomacrodex, Tris-Puffer und Mannitol haben wir heute drei Therapie-Möglichkeiten in der Hand, mit denen wir bei schweren Schockpatienten ein gutes Stück weiterkommen.
**Allgöwer:** Ich bin froh, daß wir auf diese Fragen noch haben hinweisen können. Leider bleibt uns nicht mehr die Zeit, um auf Einzelheiten einzugehen. Die Freiburger Klinik, und dort vor allem Herr ZIMMERMANN, haben mit dem Tris-Puffer sehr wertvolle Erfahrungen publiziert. Es ist, wie Herr GRUBER bereits erwähnt hat, kein harmloses Mittel, denn wir treiben den Patienten damit gern in eine Alkalose und in eine Hypoventilation hinein; wir müssen also die Atmung ganz genau überwachen und unter Umständen assistieren. Aber es ist erstaunlich, welche Stoffwechselzustände man mit dem Tris-Puffer noch auffangen kann.
Nun, meine Damen und Herren, es ist 16.45 Uhr geworden. Wir sind uns bewußt, daß wir nicht das ganze Gebiet des Schocks besprechen konnten — aber schließlich dauert die „Schockdiskussion" seit dem Klopfversuch von GOLTZ schon rund 100 Jahre!

Ich möchte allen Anwesenden herzlich danken dafür, daß sie so lange ausgeharrt und sich mit so vielen Fragen an unserer Aussprache beteiligt haben. Diejenigen, deren Fragen vielleicht unbeantwortet blieben, darf ich bitten, sich schriftlich zu melden. Wir werden bemüht sein, nach bestem Wissen und Gewissen auch nachher noch zu antworten. Und damit, meine Damen und Herren, darf ich diese Zusammenkunft schließen.

# Sachverzeichnis

Aldosteron 91
Aminosäuren 37, 42, 44, 45, 47
Aminosol 39
Antibiotika 52, 100
Anurie 103
Argininhydrochlorid 56
Atropin 77, 100
Azidose 36, 54, 76, 81, 82, 107
Blutdruck 60, 103, 104
Blutgerinnung 77
Chemotherapie 100
Chlorid 17, 21, 31, 32, 50
Corticoide 23, 29, 91
Dehydratation 53
Dextran 88, 89, 90
Elektrokardiogramm 35
Endotoxine 79, 80, 81, 90, 91
Fettemulsionen 40, 47, 57
Fibrinogen 86
Ganglienblocker 90, 92, 99
Gerinnung des Blutes 77
Gewichtsänderungen 27, 28, 29, 30
Haldane-Lösung 94
Hämaporrhometer 11
Heparin 45, 46, 78, 86
Herz im Schock 78, 79
Humanalbumin 86
Hypothermie 97
Ileus 49, 51, 52
Infusionsbesteck 6, 62
Infusionsgeschwindigkeit 39
Intralipid 39, 40, 43, 46, 48
Kalium 17, 20, 21, 24, 30, 31, 32, 34, 35, 36, 42
Kalorien 9, 17, 37, 39
Katecholamine 22, 81, 90
Kohlenhydrate 20, 21, 27, 38, 39, 42
Mannitol 103, 104, 105, 107
Millival (Milliäquivalente) 17

Narkose 73
Natrium 17, 20, 21, 24, 31, 32, 42, 103, 104
Nierenversagen 102
Oxygenation, hyperbare 99
Plasmaproteinlösung 86
Plasmavolumen 50
Puffer 53, 56, 81
Puls 60, 61
Reizphlebitiden 39
Renin 103
Respiratoren 96
Rheomacrodex 106, 107
Schmerzmittel 101, 102
Sludge 82, 83
Stickstoffbilanz 22, 37
THAM 56, 107
Thrombocyten 86
Trachealkanüle 98
Tracheotomie 95, 97
Transfusionsblut, Erwärmung 87
Tris, siehe THAM
Trockenplasma 86
Überwässerung 26
Ulcus duodeni 3
Urinmenge 19, 31, 33, 89
Urinosmolarität 34
Vasopressoren 90, 92
Vegetatives Nervensystem 72, 73, 76
Venaesectio 6
Venendruck 61, 66
Volemetron 11, 65, 89
Wassermangel 26
Wasserretention 21, 33, 103
Wasserverdampfung 33
Wasserverteilung 19
Wasserzufuhr 16, 24, 30
Zentralisation 75

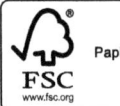

MIX
Papier aus verantwortungsvollen Quellen
Paper from responsible sources
FSC® C105338

If you have any concerns about our products,
you can contact us on
**ProductSafety@springernature.com**

In case Publisher is established outside the EU,
the EU authorized representative is:
**Springer Nature Customer Service Center GmbH
Europaplatz 3, 69115 Heidelberg, Germany**

Printed by Libri Plureos GmbH
in Hamburg, Germany